Liesl Tronecker

KREBS

So bekämpfte ich erfolgreich den Krebs
nach der Devise:

Hilf Dir selbst,
sonst hilft Dir keiner!

**Warum die Marktwirtschaft das Problem Krebs
nicht lösen darf!**

<u>Wichtiger Hinweis:</u>

Von der Autorin vertretene Auffassungen weichen von der offiziell anerkannten medizinischen Wissenschaft ab. Jeder Leser ist aufgefordert in eigener Verantwortung zu entscheiden, ob und in wie weit die in diesem Buch dargestellten Vorschläge einschließlich der genannten Dosierungsvorschläge zur Wiedererlangung seiner Gesundheit für ihn ein Weg sind.

Herstellung: Books on Demand GmbH

Erste Auflage 2001
© 2001 by Liesl Tronecker
ISBN 3-8311-2501-5 - in deutscher Sprache
ISBN 3-8311-2519-8 - in englischer Sprache
CANCER – Help your self, otherwise no one else will!

Der zweite Band ist in Vorbereitung und erscheint mit der
ISBN 3-8311-2644-5 in deutscher Sprache Anfang 2002

Widmung

Dieses Buch ist allen Therapeuten gewidmet, die mit großem Einsatz versuchen, den Krebskranken ganzheitlich zu behandeln.

Die auch die Mineralstoffe und Antioxydantien in die Untersuchungen einbeziehen. Die auch die Allergien als Immunschwächeverursacher erkennen.

All jenen mögen die Gedanken einer Betroffenen zu neuen Erkenntnissen verhelfen.

Erfahrungen, Fragen und Meinungen
im Internet

Wir bieten zu diesem Thema Krebs allen Lesern die Möglichkeit, Ihre Erfahrungen und Meinungen, natürlich auch offene Fragen in eine Gesprächsrunde im Internet einzubringen. Die Fragen werden bestmöglich beantwortet und die wichtigsten Erkenntnisse werden in den 2. Band eingearbeitet.

Machen sie mit!

www.hilfe-zur-selbsthilfe.com

VORWORT

Als ich vor einigen Jahren erleben musste, wie mein Körper krebskrank wurde, hatte ich keine Ahnung was mich da wirklich erwartet. Alleingelassen mit drei Päckchen Arznei und dem Wissen, dass bei den meisten Krebskranken die Uhr bald abläuft. Das war das einzige, was ich wirklich wusste, denn einige meiner nahestehenden Leute hatte ich gerade erst durch Krebs verloren.

Ich wusste eigentlich nur, dass ich nicht den selben Weg gehen will. Also musste ich etwas lernen, Zusammenhänge erkennen im wirtschaftlichen, wie medizinischen Bereich. Ich habe durch gute Ratschläge von echten Freunden immer tiefer in die Materie gefunden. Ich habe Stein auf Stein gesetzt, Erkenntnis auf Erkenntnis und so allmählich ein Haus der Gesundheit gebaut. Ganz logische Zusammenhänge beachtet und natürlich praktisch angewendet.

Dann habe ich mich mit anderen Krebskranken regelmäßig getroffen und Erfahrungen ausgetauscht, was sehr wichtig war.

Nur nicht verstecken oder gar verheimlichen!

So kam ganz allmählich ein richtiger Fahrplan zusammen, wie man den Krebs, sofern er nicht bereits sehr weit fortgeschritten ist, durchaus stoppen kann.

Wenn man die Literaturempfehlungen im Anhang dieses Buches ebenfalls liest, hat man einen sehr guten Überblick, warum man diese Krankheit so anpacken muss.

Mein Leben hat mich dies gelehrt und diesem Buch die Grundlagen geschenkt.

INHALTSVERZEICHNIS

Die Botschaft traf mich plötzlich und etwa 1000 Menschen in Deutschland ergeht es täglich genauso:

Der Tumor ist bösartig!

Ich fiel nicht aus allen Wolken, mich beschlich schon lange der Gedanke, dass irgend etwas nicht in Ordnung ist. Aber dass es Krebs sein würde, daran hatte ich keine Sekunde gedacht.

Es war ja alles so untypisch, keine Geschwulst, kein Knoten oder Hautfleck. Nein, mir war nur elend schlecht. Ich musste mich nicht übergeben, aber ich war völlig entkräftet. Als ob ich schon 3 Wochen nichts gegessen hätte. Aber dem war nicht so. Ich aß richtig viel, aber nahm zusehends ab.

Nierenschmerzen, die hatte ich schon seit 20 Jahren, denen schenkte ich nur begrenzte Beachtung. Aber diesmal war es anders. Diesmal waren sie heftiger und plötzlich Nierenkolik. Ich konnte mich nicht bewegen vor Schmerzen. Die Ärztin ließ den Urin untersuchen. Er war rot wie Blut. Sie wollte es zuerst nicht glauben, aber ich versicherte ihr, dass es reiner Urin ist, der große Blutanteile hatte. Die Blutuntersuchung selbst ergab keine beunruhigenden Ergebnisse. Die Ärztin ordnete eine Nierenuntersuchung an, die eben Nierenprobleme bestätigte. Aber davon kann mir doch nicht sooo... elend sein. Ich schwankte wie ein Betrunkener, ich wollte eigentlich nur noch schlafen.

Aber das geht natürlich nicht. Die Ärztin war leicht ratlos, einerseits glaubte sie mir meine Beschreibungen, andererseits war nicht zu ersehen, was wohl die Ursache für diesen Zustand ist. Ich hatte seit 4 Monaten Durchfall, mal mehr, mal weniger. Aber der Darm selbst war in Ordnung, laut Mediziner. Dass das ein fataler Irrtum war, zeigte sich später. Weitere 10 Monate vergingen, ehe ich die Ursache erkannte. Dazu mehr im Kapitel „Darm".

Dann fiel mir auf, dass die Urinmenge weniger wurde, aber das führte die Ärztin auf das vermehrte Schwitzen und die geringe Flüssigkeitszufuhr zurück.

Also, ich soll trinken. Möglichst 3 Liter am Tag. Was zur Folge hatte, dass ich wirklich unglaublich schwitzte. Ich schwitzte, dass alle 3 Stunden das T-Shirt oder Sweatshirt von außen sichtbar durchtränkt war. Und gerochen hat der Schweiß, nein er hat nicht gerochen, er hat buchstäblich gestunken. Ich würde behaupten, nach Chemie, so nach Schwefel. Trotz Waschen und Duschen keine Chance. Je mehr kosmetische Produkte ich anwendete, umso schlimmer wurde der Geruch. Eine schlimme Belastung!

Ein paar Tage später taten mir die Achseln weh

Ich gehe in katastrophaler Verfassung wieder zur Ärztin.

Die Nieren waren wieder ziemlich in Ordnung. Aber diesmal stutzt sie doch, als ich ihr von den Schmerzen unter den Armen erzählte. Und dann wurde mein Körper mit Ultraschall untersucht. Wieder nichts. Oder doch? Da ist etwas mit Ihrer Blase! Das muss sofort ein Urologe sehen. Dann ging es blitzartig!

4 – 5 Monate nur von einem Arzt zum nächsten, ohne irgend ein Ergebnis. Selbst die Krebsvorsorge beim Frauenarzt. – Sie sind kerngesund !!!!

Also, diesmal soll ein Urologe nachsehen. Ich hatte nicht viel Hoffnung, dass ausgerechnet er irgendetwas findet. Nun, ein älterer Herr erklärte mir, dass er eine Blasenspiegelung machen muss. Also mir war schon egal, was noch alles mit mir veranstaltet wird. Von den Kosten ganz zu schweigen.

Mir war nur elend und meine ganze Hoffnung war, dass doch endlich irgendwie etwas gefunden wird, sonst lande ich noch in der Klapse.

Mir war so schwindelig, dass ich geführt werden musste. Als der Urologe durch sein Fernrohr in meine Blase sah, wurde er bleich und ich wusste wortlos, dass es ernst ist. Er sagte mir, dass er eine Gewebeprobe braucht und diese eingeschickt wird. Nun ja, da konnte ich mir schon denken, was da raus kommt.

Kaum drei Tage später eröffnete mir meine Ärztin, dass es bösartig ist. Dann sagte Sie: „Das muss sofort operiert werden. Ich mache ihnen schon mal einen Termin!" Am Telefon hörte ich, wie Sie feilschte um jede Stunde, die es schneller geht. Morgen früh um 8 Uhr ins Klinikum, Urologie, Station XY hieß mein Marschbefehl. Sie machte mir eindringlich klar, dass es ein recht großer Tumor ist und sie keine Chance sieht, wenn nicht sofort operiert wird.

Jetzt wusste ich auch, warum ich so wenig Urin hatte, es war einfach kein Platz mehr in der Blase.

Nun ja, dass der Tumor raus muss, war mir auch klar, also willigte ich ein und ab ging's zur Operation.

Die Operation war angeblich gelungen, ich fühlte mich seltsamerweise besser. Obwohl sich ja an der eigentlichen Krankheit nichts geändert hatte.

Krebs ist eine Ganzkörperkrankheit.

Aber es war sicher nur die Erleichterung, dass nun wenigstens einmal die Ursache meines lange Zeit behaupteten Unwohlseins gefunden war.

Erleichterung kein Simulant zu sein.

Erleichterung, dass es nicht psychisch bedingt ist, weil die Schwindel- und Torkelanfälle oft vom Kopf her kommen. Da ist die Gefahr groß, dass eine Nervenheilanstalt in Frage kommt. Zumal mein Nervenkostüm natürlich auch nicht mehr das allerbeste war.

Was glauben Sie, wie ich mir vorkam, wenn zwanzig Untersuchungen alle ohne Befund zurückkamen. Das heißt doch auf gut deutsch, die Tante will nur krankfeiern. In Wirklichkeit konnte ich kaum mehr geradeaus laufen, geschweige denn arbeiten.

Ich denke oft, wenn ich heute so andere Menschen höre, wie viele Untersuchungen aller Art sie schon hinter sich haben und dann irgendwo Hilfe suchen. Wie irregeführt ist unsere Schulmedizin, die nur „Spezialisten" hat, die eine Ganzkörperkrankheit nicht erkennen. Ich möchte nicht wissen, wie viel Menschen in Deutschland als Simulanten an Ihren Arbeitsplätzen eingeschätzt werden.

In England hat kürzlich ein krebskranker Mann eine Klage geführt gegen elf Ärzte, die den Krebs nicht erkannten.

Obwohl der Kehlkopftumor bereits auf die Stimmbänder drückte. Er hat zwar erstaunlicherweise die Schadenersatzklage gewonnen, aber was nützt das!

Schadenersatz für verlorene Jahre? Eine makabre Geschichte. Was nützt ein gewonnener Prozess, wenn ich den Löffel lange vorzeitig abgeben muss?

Jetzt muss ich Jahre und Jahrzehnte zurückgehen, um die Gesamtsituation richtig verständlich zu machen. **Denn nur aus meinem Lebenslauf heraus, konnte ich so überzeugt handeln.**

Als ich 15 Jahre alt war, hatte ich Anämie, eine Blutarmut, die im schlimmsten Fall zur Leukämie übergehen kann.

Da war ich zum aller ersten mal mit der Angst Krebs zu kriegen in Berührung. Diese Situation überwand ich dann aber doch recht schnell, aber der Gedanke war gesät und man überlegt:

Was mache ich, wenn es mich .....

Als ich 20 Jahre alt war, kam mein Vater heim, er hat Krebs. Dann erlebte ich das Drama eines Menschen, der diese Krankheit bis zur bitteren Neige durchmachen muss.

Operation – Chemo – Kur – Besserung – wieder schlechter – wieder Chemo – wieder Kur – usw. kurz und bündig: KATASTROPHE an KATASTROPHE. Auf und ab ohne je wieder irgendetwas leisten zu können.

Furchtbar für einen Mann der damals noch in voller Arbeit stand, den Krieg in Russland, in Gefangenschaft bis 1948 im Russischen-Bergbau mitmachen musste, und nun kaum 25 Jahre später diese Seuche ebenfalls.

Ohne dass ein einziger Mediziner ihm irgendwelche echte Besserung hätte bescheren können. In der Kur hat man ihn auf 800 Kalorien gesetzt. Er war 1,70 m groß und hatte 62 kg Körpergewicht. Salat ohne Dressing! Man wollte den Krebs aushungern. So ein SCHWACHSINN!!!! Beinahe wäre **ER** verhungert, nicht der Krebs! Wenn ich nur einmal Richter sein dürfte, dann würde die Gerechtigkeit siegen.

Und Sie, liebe Leser können sich ausdenken was mit den Göttern in Weiß passierte, nicht mit den abhängigen Ausführenden, sondern mit den Organisatoren dieses Schwachsinns.

Wissenschaftler erhalten heutzutage den Auftrag für eine Arbeit bzw. Studie. Das Ergebnis, das erzielt werden muss, liegt schon beim Auftrag. Sie brauchen nur im Sinne des Auftraggebers, der das Ganze ja bezahlt, eine Studie zu erstellen, nicht wirklich zu machen. Es ist gar nicht lange her, da schrieb die AOK doch tatsächlich, dass ein großer Prozentsatz der verordneten Arzneien gar nichts tauge. Die Presse schreib dies in beachtlichem Umfang. Wie kann denn so was möglich sein???

Bei der Zulassung zum Arzneimittelmarkt werden Studien verlangt, was ja auch vollkommen in Ordnung ist. Aber diese Studien werden von den Herstellern praktisch selbst mitgeliefert ohne tatsächliche Überprüfungen. Tatsächliche Studien würden ja die Untauglichkeit der Produkte zutage fördern, was niemals im Sinne der Pharmaindustrie sein kann. Interessant ist, dass die Pharmaindustrie kein hörbares oder lesbares Dementi losließ. Sicher wissen Sie, dass es besser ist, die Sache abkühlen zu lassen. Hätten die Pharmavertreter laut aufgeschrieen, wie das ja eigentlich logisch gewesen wäre, dann wäre die ganze

<u>Jauche erst richtig aufgewühlt worden.</u>

Welcher redliche Kaufmann lässt sich gefallen, dass seine hochwertige Ware als unwirksam, also für den vorgesehenen Fall untauglich ist? Welcher redliche Kaufmann würde sich seine komplette Arbeit in Frage stellen lassen? Seine wissenschaftlichen Arbeiten, seine Forschung, die hochgelobte?

Dass die Wissenschaft, einschließlich der Forschung längst gekaufte Ergebnisse zu liefern hat, ist ja wirklich nichts Neues. Da die Forschungsabteilung ja eine Abteilung des Unternehmens ist, wird doch keiner wagen seinen Job zu riskieren.

Und den Kontrollbehörden ist eh keine Kontrolle möglich. Sie brauchen nur das Formblatt mit Unterschrift.

Warum sollten denn die Konzerne auch viel Aufwand treiben, wenn nur ein Stempel auf einem Formblatt mit Unterschrift reicht? Solange keine Kinder ohne Arme auf die Welt kommen, wie damals mit Contergan, ist doch die Welt in Ordnung.

Sollte doch einmal „versehentlich" verseuchtes Blut nicht untersucht worden sein, so war das doch sicher niemals einem Entscheidungsträger nachweisbar, sondern nur Schlamperei vom kleinen Mann. So einfach ist das.

Und weil es in diesem Rechtstaat alles gibt, nur kein Recht, wird es zwangsläufig aus diesen Zusammenhängen heraus, keine Gesundheit geben,

weil niemand ein Interesse an jedermanns Gesundung hat.

Es gibt kein Recht für Gesundung, jedenfalls nicht, wenn die Angeklagten Privilegierte sind. Beispiele stehen jeden Tag in der Zeitung. Organspende, Verzeihung: Organhandel, Laborskandal, Herzklappenskandale, Abrechnungsbetrug, Blutspendenaffäre usw. ... Skandale ohne Ende, ohne einen einzigen Häftling. Ein Superstaat, wo es ausufernde Verbrechen gibt, aber keine Verbrecher. Nur ein bisschen vom rechten Weg Abgekommene, die ein bisschen Provision von dem ergaunerten Geld an den Staat zahlen, als Buße deklariert. Es gibt keinen Menschen, der an der Gesundheit der Patienten wirklich interessiert sein kann.

Die Krankenkassen sowieso nicht. Denn sie brauchen nicht zu sparen. Man erhöht einfach die Beiträge. Gibt ein bisschen blabla, getarnt als Reform und weiter geht's! Betrachten Sie sich nur deren Paläste. Hat die der Versicherte gewollt? Ist er gefragt worden, ob 150 m² Empfangshalle nötig sind? Ist er gefragt worden, ob der Vorstand DM 300.000,-- bis DM 400.000,-- Jahresgehalt verdienen muss. Ohne jegliches Risiko, da er ja keinem „Unternehmen" vorsteht. Wenn's Geld nicht reicht, schreien wir einfach nach mehr Beitrag. So einfach ist das.

Grundsätzlich sind Versicherungen nicht an einer Eindämmung irgendwelcher Kosten interessiert.

Beispiel: Nach der Wende wurden mehrere hunderttausend Autos geklaut in Deutschland. Diese „Tatsache" wurde zum Anlass genommen, die Autoversicherungsbeiträge immens anzuheben. Mittlerweile ist vom Autodiebstahl keine Rede mehr. Der Beitrag ist aber um keine Mark reduziert worden.

Damals hat ein Kollege eine Diebstahlsicherung verkaufen wollen. Ein hochrangiger Versicherungsvertreter sah das und stauchte ihn zusammen: „Sie machen uns das Geschäft kaputt!" Ach so ist das, das „Geschäft" geht kaputt. Wir haben eben keine Marktwirtschaft mehr, so wie es uns das Grundgesetz verspricht. Wir haben nur noch eine Backschiechwirtschaft. Nach dem Motto: Bitte klau Du mir mein Auto, damit ich ein neues krieg.

Ich schreibe das so ausführlich, damit Ihnen klar wird, dass niemand daran Interesse hat, Ihnen zu Gesundheit zu verhelfen.

Nicht der Arzt, nicht die Krankenkasse, nicht der Apotheker. Alle hängen existentiell an diesem Strick. Dieses Kartell wird zusammenhalten (müssen) wie Pech und Schwefel.

Aber dieses Licht ging mir erst später auf!

Folglich war es bei meinem Vater auch nicht anders.

Jeder Schwachsinn war gut genug, wenn er nur der Apparatemedizin Umsatz brachte. Chemotherapie hieß und heißt das Zauberwort. Hinterher ging es ihm lausig. Dann ging es wieder etwas besser um weitere Monate später wieder extrem schlecht zu werden. Dann kam wieder Operation usw. Die Apparatemedizin hat an ihm Millionen DM Umsatz gemacht, ohne auch nur den geringsten Erfolg zu verbuchen.

Der Schwindel mit der Statistik

Es muss in diesem Zusammenhang auch noch erwähnt werden, dass die Schulmedizin Statistiken führt.

Danach ist jeder, der 5 Jahre überlebt, von der Schulmedizin geheilt. Folglich ist mein Vater als geheilt in der Statistik. In Wahrheit ging es ihm erbärmlich.

Wer nach 5 Jahren und 2 Tagen stirbt, ist selbstverständlich auch geheilt, laut Statistik.

Ein haarsträubender Schwindel. Mir fällt aber auf, dass in den Medien doch eine gewisse Zurückhaltung der „Erfolgsmeldungen" zu beobachten ist. Auf Ärztekongressen wird auch intern die Erfolglosigkeit eingestanden. Und nicht wenige Ärzte drängen auch auf Änderung der Strategie. Aber das Kartell ist stärker, denn die Geldmachmaschine ist eindeutig stärker als jede Vernunft.

Die Folge: Der Mensch wird zerrieben!

Was der Mensch wirklich mitmacht, das ist eh wurscht. Ich kenne bisher keinen einzigen Menschen, der tatsächlich mit Chemotherapie eine e c h t e Therapie mit Erfolg erlebt hätte. Ich kenne mehrere hundert Menschen, aus unseren Selbsthilfegruppen davon muss ich über 80 % auf dem Friedhof besuchen.

Auch die Katastrophe meines Vaters endete auf besagtem Friedhof.

Das Elend, das die Angehörigen mitmachen, kann ich nicht beschreiben, es hat mir jedenfalls gesagt, **dass ich diese Tortour auf gar keinen Fall mitmache, sollte es mich eines Tages treffen.**

Lieber will ich auf der Stelle tot sein, als auch nur 2 Tage mit der Schul- und Apparatemedizin mitzumachen.

Kaum war mein Vater tot, hatte meine Tante Krebs. Bei ihr wurde er nicht erkannt. Sie klagte, so wie ich es von mir selbst beschrieben habe. Ihr Leiden wurde nicht entdeckt. Erst als sie ganz zusammenklappte, da war es auch schon zu spät. Ihr hat der Herrgott das Leid erspart.

Kaum war meine Tante tot, klagte meine Schwiegermutter über Brustkrebs. Sie von Arzt zu Arzt, von Krankenhaus zu Krankenhaus, alles wie gehabt. Ein paar Millionen DM Umsatz für die Apparatemedizin. Unbeschreiblich Depressionen usw. mit dem bekannten Ziel Friedhof. Sie war noch nicht lange beerdigt, da war es bei mir so weit:

SIE HABEN KREBS!

Jetzt hatte ich ja wie beschrieben, die letzten 20 Jahre fast täglich mit dem Thema zu tun und wusste nur eines: Diesen Zirkus mit Endziel Friedhof mache ich nicht mit!!!! Als der Tumor per Laser erfolgreich entfernt war, sagte der Arzt im Krankenhaus: „Nun müssen Sie zur Chemo!" –

Wie bitte? Haben sie „MÜSSEN" gesagt?

Ich muss höchstens sterben, aber nie und nimmer zur Chemo. „Ja selbstverständlich, sie wollen doch überleben, oder nicht?" fragte er mich.

JA – Genau deshalb gehe ich nicht zur Chemo!

Weil ich überleben will. In meinem erbärmlichen Zustand kann man doch nicht noch die Chemiekeule schwingen, ich muss mich erst erholen.

„Das können sie ja während der Chemo", war seine Antwort. Von wegen, ich erhole mich, wo ich will! Ich bin noch nicht entmündigt und auch noch bei Sinnen. Ja, aber wenn sie das nicht machen, haben sie keine Chance. Er hat gekämpft wie ein Generalvertreter um den Auftrag.

Bis ich ihm bitterernst sagte: Er soll meine Papiere fertig machen, ich geh !!!

PENG, das war ihm offensichtlich noch nie passiert, dass ein Patient ernsthaft gegen seine Majestät ging. Innerhalb einer Stunde hatte ich meine Sachen gepackt und an der Rezeption meine Papiere mit der unehrenhaften Entlassung abgeholt. Möchte nicht wissen, was er verschlüsselt in die Papiere schrieb. Aber mir war meine Gesundheit wichtiger wie der Umsatz der Apparatemedizin.

Normalerweise hätte mir ja eine Reha ohne Chemo, auch Anschluss-Behandlung genannt, zugestanden. Die wurde mir dann auch versagt.

Mit dieser unehrenhaften Entlassung hatten die Mediziner natürlich auch mich voll in der Hand. Sofern ich mich überhaupt noch bei ihnen blicken ließ. Das habe ich dann auch auf das Allernotwendigste reduziert.

Meine Ärztin, die mich einwies, unterstützte meine Genesung weiterhin. Das muss hier ganz deutlich zum Ausdruck kommen. Die niedergelassenen Ärzte können auch nichts für dieses unselige System.

Allerdings ist in den Augen der Schulmedizin Krebs ja eine Lokalkrankheit. So einfach machen die sich das.

Ein Kardinalsfehler der Schulmedizin!!!

Deshalb werden die Mediziner auch keinen Erfolg haben. Und wenn ab und zu doch einer wirklich überlebt und richtig gesund wird, dann hat die Genesung andere Ursachen.

Warum dieser sogenannte Kardinalsfehler nicht offiziell berichtigt wird, hängt nicht an der Intelligenz der Mediziner. Es hängt eher an der Sicherung ihrer eigenen Existenz. Die Krebskranken sind ideale Melkkühe über Jahre hinweg.

Welcher Narr wird die Gesundung betreiben, wenn er selbst anschließend im Geldbeutel krank ist? Ein Arzt lebt nicht von den Gesunden und Toten. Er lebt einzig und allein von Kranken. Deshalb ist es oberstes Gebot, den Patienten halbkrank und halbgesund zu halten. Dieser Schwebezustand ist die Grundlage des Berufsstandes.

Es wird ja seit neuestem laut in den Medien über neue Gesundheitsstrukturen nachgedacht. Ob man den Arzt nicht besser nach Gesunden bezahlt. Im Ansatz wäre das richtig, aber wer soll das messen? Dies ginge nur, wenn das gesamte Gesundheitswesen verstaatlicht würde. Wenn aber diese Gleise weiter so laufen, dass der Arzt wie ein Generalvertreter den Umsatz mit Gewalt herbeidreschen muss, dann gnade Gott dem Ärztestand.

Den Ärzten ist kein Vorwurf zu machen.

Ich habe mich einmal privat mit einem mir gut bekannten Landarzt unterhalten. Er sagte mir, dass er horrende Grundkosten hat. Dann zählte er mir auf, wie sich diese zusammensetzen:

- Schicki – Micki – Praxisräume

- Funk- und Bürokosten

- Apparate

- Personal

- Einsatzfahrzeug

- Versicherungen usw. usw.

Das war gar nicht hochgegriffen, was er mir vorrechnete. Es ist der glatte Wahnsinn. Die Finanzierung wurde über eine Pharma-gestützte Bank abgewickelt. Im Gegenzug muss er natürlich auch die Pharmazie des Kapitalgebers verwenden und verschreiben. Eine Abhängigkeit, die fatal ist.

Dann ist es nicht verwunderlich, dass auch die kostenintensiven Chemotherapien mit allem drum und dran regelrecht verkauft werden.

Und wehe sie lassen sich keine verpassen, dann werden auch sie unehrenhaft entlassen.

Dass es nicht bei **einer** Chemotherapie bleibt, wissen wir aus Erfahrung. Ein tolles Umsatzinstrument, Glückwunsch wenn so etwas funktioniert. Aber die Ärzte brauchen den Umsatz auf Teufel komm raus! Sonst sind sie selbst pleite. Kein Wunder, dass sie kämpfen wie Stiere um ihr Terrain. Stellen Sie sich einmal vor, ein angesehener Arzt geht pleite. Der kann sich selbst die Spritze geben oder die Kugel. Ist auch schon passiert. (Bauherrenmodelle, Herzklappen, Blutspenden, Organspenden)

Der braucht sich nicht mehr sehen lassen in seiner Stadt. Also wird gekämpft mit allen Mitteln. Ob Tante Emma mit weniger Umsatz zu helfen wäre, wen interessiert das? Hier tun sich Abgründe auf, die soweit vom Eid des Hippokrates entfernt sind, wie der Mond von der Erde. Der Turbokapitalismus und falsch verstandenes Ansehen pflügen hier einen Abgrund, der den Menschen erschaudern lässt. Unter falsch verstandenem Ansehen verstehe ich z.B., dass man in der Vorzeigestraße der jeweiligen Stadt residieren muss. Dass das Möbel ein Designmöbel sein muss, möglichst alle Apparate vorhanden sein müssen. Schicki – Micki – Auto etc. pp. Es ist der blanke Größenwahn. Es muss einfach alles sein wie bei der Fernsehserie „Dallas". Dass die Rückseite der Medaille in oftmals übermenschlicher Belastung, ja selbst den Arzt krankmachende Überanstrengung mündet, das will keiner sehen. Das ist einfach nicht wahr. Die Verlogenheit kennt so und so rum keine Grenzen. Es sind auch die Grenzen der Marktwirtschaft.

Der Gesundheitssektor gehört nicht in die Marktwirtschaft!!!

Soviel zum Grundverständnis eines Patienten, dass das bloße Aufsuchen eines Arztes nicht die Lösung seines Krebsproblems sein kann. Das war mir blitzartig klar!

So sah ich mich gezwungen, selbst zu denken und zu handeln!!!

HILF DIR SELBST

Da ich viele Freunde habe, die sich nach der Operation nach mir erkundigten, kam ich auch mit einem Krankenpfleger ins Gespräch. Er empfahl mir das Buch: KREBS und seine biologische Bekämpfung von Prof. Dr. Otto Englisch, aus der Schweiz.

Und so begann meine Aufholjagd. Er empfiehlt mindestens 30 Therapien. Dann wusste ich genauso viel wie zuvor. 30 Therapien sind ja gar nicht machbar. Aber ich fand auf Seite 35 die Tabelle wonach man folgende Parameter im Stoffwechselbild eines Krebskranken gegenüber einem Gesunden stark verändert findet:

Im Blut:

1. Ansteigen der Milchsäure-Werte über die Norm (normal 8-14 mg%)

2. Abfall der Kalium-Werte unter die Norm (normal 16-20 mg%)

3. Ansteigen der Kupferwerte über die Norm (normal 80-140 Gamma%)

4. Ansteigen der Flockungszahl über die Norm (normal 50-75)

Im Urin:

5. Abfall der Phosphorsäure-Werte unter der Norm (normal ab 3,6 mg%)

6. Ansteigen der Chloride über die Norm (normal 10-16 mg%)

7. Ansteigen der 17-Ketosteroide über die Norm (normal 16-35 mg%)

8. Ausscheidung von Vitamin „A" (normal nicht vorhanden)

LDH-Erhöhung = Lactat-Dehydrogenase = schlechte Leber-funktion, Albuminwert ist bei Krebs reduziert, Gammaglobulin ist bei Krebs reduziert, Cholesterinwert ist bei Krebs stark erhöht, pH-Wert des Blutes über 7 = schlechte Abwehrkraft! Gestörter Wasser- und Elektrolythaushalt, Unterfunktion der Drüsen;

Da hatte ich dann die ersten Anhaltspunkte, worauf es ankommt. Er schreibt, dass der pH-Wert so wichtig ist. Neugierig wie ich bin, kaufte ich mir Lackmuspapier in der Apotheke und musste feststellen, dass mein pH-Wert genau so wie er es beschreibt im absolut sauren Bereich war. Und dann stand da für mich der Satz der mein Leben zum Guten wendete:

Krebs entwickelt sich N U R in einer sauren Körperflüssigkeit.

Es wurde noch nie in einem basischen Körper ein bösartiger Tumor gefunden. Donnerwetter, soll das wahr sein? Also befasste ich mich von Stunde an mit Säure und Base im Körper. Wenn das doch stimmen würde, das wäre doch des Rätsels Lösung. Der Gedanke ließ mich nicht mehr los, und so las ich mindestens 15 Bücher nur über Säure und Base in unserem Körper. So kam ich allmählich der Sache auf die Schliche. Sicher gibt es 1000 Bücher über Ernährung etc. Aber ich wusste wirklich nicht, wie bahnbrechend sich die Base auf meinen weiteren Lebensweg auswirken würde.

Umso länger ich las, umso mehr musste ich feststellen, dass ich bis dahin aber wirklich grundverkehrt gegessen habe. Wurst, Fleisch, Butter, Eier, Zucker, Kaffee, Limo, Milch waren ¾ meiner Ernährung und häufig Stress. ¼ war Gemüse, Salat, Kartoffel, Reis etc. Habe ich mich krank gegessen? All die guten Sachen sollen krank machen, Stoffwechselstörungen hervorrufen? Kaum zu glauben! Aber irgendetwas muss dran sein. Ich war doch von Grund auf kerngesund. Und jetzt Krebs, ist das möglich? Woher kommt denn dieses Ungleichgewicht von Säure und Base?

So allmählich wurde ich auf den Mineralienmangel aufmerksam. Hier war von Schwindel, Muskelproblemen, leicht brechenden Knochen die Rede. Alles traf auf mich zu. Mit diesem Wissen ging ich zu einer von der Krebsnachsorge-Selbsthilfe empfohlenen Heilpraktikerin. Sie testete mich aus und empfahl mir eine Haarmineralanalyse machen zu lassen. Damit man einen Überblick hat, was fehlt und was nicht. Kostenpunkt DM 200,-- ca. 30 Messungen, Adresse: siehe im Original.

Das interessierte mich, und siehe da: Ein erschreckendes Ergebnis! Es las sich wie ein Horror!

- Calcium am Nullpunkt
- Magnesium am Nullpunkt
- Kalium kurz vor dem Nullpunkt
- usw.

Die Ärzte machen einen Bluttest. Im Blut ist jedoch ein Kalziummangel zum Beispiel nicht nachweisbar. Das Ergebnis trifft dann zwar für das Blut zu, jedoch nicht auf die Knochen. Dazu muss man wissen, dass der Körper immer zuerst bemüht ist, die Qualität des Blutes stets bestmöglich zu erhalten. Erst wenn das Blut bedient ist, kommen die Knochen. Man kann sich das so vorstellen, dass die Knochen den Vorrat darstellen.

Erst wenn die Knochen „entkalkt" sind, wird auch Kalzium im Blut fehlen. Folglich ist der Kalziumwert im Blut erst schlecht, wenn die Knochen bereits erhebliche Mängel haben. Ein Knochenszintigramm ist da wesentlich aussagekräftiger. Wird aber erst gemacht, wenn der dringende Verdacht auf Knochenentkalkung ärztlich bestätigt wird.

In meinem geringen Alter war der Verdacht auf Knochenprobleme nicht gegeben. Erst nachdem ich das Ergebnis der Haarmineralanalyse offen legte und wissen wollte, wie es wirklich steht, machte man das Knochenszintigramm mit fatalem Ergebnis.

Ich hatte ja auch keine Schmerzen oder sonstige Hinweise.

Diesen Kalziummangel merkt man nicht.

Wenn man ihn aber bereits in fortgeschrittenem Alter merkt, (Osteoporose) dann ist es extrem schwer, dies nochmals in den Griff zu kriegen.

Hätte ich die Analyse anonym gelesen, ich hätte geglaubt, es sei ein vom Tode bedrohtes Slumkind in Afrika. Aber nein, es war meine!

Ich 1,70 m groß, 80 kg schwer, eher übergewichtig als verhungernd aussehend. Und mein Körper soll ausgemergelt sein? Ich esse doch jeden Tag nur vom Besten. Wie ist das möglich? Nun, ich brauchte erst Zeit um das zu verdauen und so schreib ich mein Ergebnis ab und ging wieder zu meiner Heilpraktikerin. Damit ich sie nicht manipuliere, habe ich nach verschiedenen Mineralien gefragt, aber nicht an allen bestand Mangel. Sie sollte das austesten. Kurzum, sie testete und kam zum gleichen Ergebnis. Ich war calcium- und magnesiumarm.

GESAR AG
Blattenacker 9   CH-8235 Lohn   Tel. 052 / 649 18 10   Fax 052 / 649 18 14

HAARMINERALANALYSE

X = meine eigene Analyse sah erschreckend aus.
Überall Mangel, trotz Übergewicht

ANALYSE - BERICHT   Mangel   zu viel

Element	Normalwertbereich in mg/kg	Ergebnis in mg/kg	Graphische Darstellung der Ergebnisse Niedrig	Normal	Hoch
Bor	0,50 - 3,50	2,20			B
Kalzium	150,00 - 630,00	300,35	X		Ca
Chrom	0,40 - 1,60	0,64	X		Cr
Kobalt	0,10 - 0,40	0,16			Co
Kupfer	15,00 - 35,00	10,21	X *****		Cu
Germanium	0,40 - 1,60	0,26	****		Ge
Eisen	13,00 - 53,00	21,00	X		Fe
Lithium	0,10 - 0,30	0,17			Li
Magnesium	18,00 - 78,00	16,54	X **		Mg
Mangan	0,60 - 2,80	1,25			Mn
Molybdän	0,10 - 0,80	0,18			Mo
Nickel	0,15 - 2,00	0,84			Ni
Phosphor	92,00 - 165,00	114,18			P
Kalium	30,00 - 175,00	22,00	X ***		K
Selen	0,94 - 5,75	0,88	X *		Se
Silizium	5,00 - 28,00	3,50	***		Si
Natrium	85,00 - 385,00	128,37			Na
Strontium	0,80 - 12,00	0,59	**		Sr
Zinn	0,30 - 1,60	0,62			Sn
Vanadium	0,10 - 0,60	0,18			V
Zink	160,00 - 254,00	119,97	X *******		Zn
Schwermetalle und toxische Metalle					
Aluminium	< 10,00	6,39			Al
Antimon	< 1,50	0,62			Sb
Arsen	< 1,00	0,35			As
Barium	< 1,50	0,55			Ba
Beryllium	< 0,10	0,01	I		Be
Kadmium	< 1,00	0,21			Cd
Blei	< 1,00	0,89			Pb
Quecksilber	< 1,00	0,15	I		Hg
Silber	< 1,60	0,15	I		Ag
Bedeutsame Werte-Verhältnisse					
Ca : Mg	< 8,00	18,16		*****	
Fe : Cu	< 1,30	2,06		***	
Na : K	< 2,30	5,83		*****	
Zn : Cu	< 8,30	11,75		**	
Zn : Mn	< 122,00	95,70		I	

Erklärungen zum Analyse-Bericht:
Normalwertbereich: Normaler Wertebereich des angegebenen Elementes
Ergebnis: Ermittelter Analysenwert dieses Elementes
Graphische Darstellung des Ergebnisses:

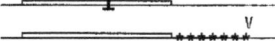

Ein Analysen-Wert im Normalbereich ist mit "I" markiert.
Ein Analysen-Wert ausserhalb des Normalbereichs wird mit
"******" markiert. Der Analysenwert entspricht dabei dem
äussersten Stern (hier mit V markiert)

Warum finden dies die Ärzte nicht?

So begann die Zeit des Auffüllens meines Calcium- und Magnesiumlagers im Körper. Zu dieser Zeit hatte ich schlimme Rückenschmerzen und ich ging wieder zu meiner Ärztin die mich umgehend zum Knochenszintigramm schickte. Dort erhielt ich Nachricht, dass meine Wirbelsäule erheblichen Calciummangel hat. Die Knochendichte entsprach einer 30 Jahre älteren Frau. Oh, Herr! So nahm ich das von der Ärztin verschriebene Calcium 1000 mg pro Tag 8 Monate lang ein. Dann wollte ich wissen, ob es nicht bald genug ist, das gleiche galt für das Magnesium. Also, wieder Haarmineralanalyse. Ergebnis: Magnesium hat sich gut erholt, aber Calcium noch schlechter, schlechter als 9 Monate vorher. Ja, gibt es das?

Ich habe doch Calcium-Brausetabletten pfundweise genommen. Warum nimmt der Körper das Calcium nicht an? Wieder Bücher gelesen und festgestellt, dass das Calcium alleine oft nicht eingebaut werden kann, wenn es nicht zusammen mit Omega-3-Fettsäuren eingenommen wird. Sonnenstrahlen helfen auch.

Also habe ich Nachtkerzenöl und Fischöl gekauft und dies wechselnd **mit** Calcium in Form von Haifischknorpeln genommen. Ich koche auch hin und wieder einfach Rindsknochen aus und mache Bouillon draus. Früher gab's das häufig, aber der moderne Mensch kocht doch keine Knochen mehr aus, er kocht Brühe aus der Tüte. Na ja, man kann das tun, aber es ist ein Unterschied in der Wirkung !!!

Das Knochencalcium und Haifischknorpelcalcium ist natürliches Calcium und wird vom Körper besser eingebaut als jede Brausetablette. Den Magnesiummangel habe ich durch häufigen Wirsing- und Spinatverzehr und zusätzliche Einnahme von homöopathischen Tabletten in den Griff gekriegt. Dabei fiel mir nur auf, dass die homöopathischen Tabletten ein gewisses Unwohlsein auslösten.

Auf Befragen meiner Heilpraktikerin sagte sie mir, dass dieses Magnesium in Milchzucker gebunden ist. Da ich aber auf Milchzucker allergisch reagiere, musste ich auf Tropfen umsteigen. Ich will damit nur sagen, dass auch solche Kleinigkeiten wichtig sind zu beachten, um den Körper wieder vorwärts zu bringen.

Da aber meine Milchunverträglichkeit seit vielen, vielen Jahren bestand, war der Kalziumhaushalt logischerweise am Minimum.

Ich habe zwar immer wieder Milchprodukte zu mir genommen, weil der Verstand mir sagte, dass ich Kalzium brauche. Aber das war genau falsch, wie ich später feststellte.

Denn durch die Milchprodukte und deren allergische Reaktion habe ich praktisch ständig mein Immunsystem belastet. Meine Körperabwehr hat praktisch ständig gegen die allergische Reaktion kämpfen müssen. Weiteres siehe unter Allergien ab Seite 54.

Mein Kalziumproblem war aber nicht nur auf Milch-unverträglichkeit gestützt, sondern auch auf Enzymschwäche. Man sagte mir, dass Patienten mit ständiger Milch-unverträglichkeit, meist eine Enzymschwäche, wie z.B. Laktose-mangel haben. Dies hat zur Folge, dass die Milchprodukte nicht ausreichend gespalten werden können. Das heißt, dass die Nahrung nicht in ihre Grundsubstanzen zerlegt werden kann und anschließend logischerweise nicht verwertet wird. So kam es zu diesem absoluten Mangelzustand.

Außer den beschriebenen Mineralien habe ich noch die Vitamine A, C + E, sowie Selen sehr lange Zeit zu mir genom-men, um die Oxydation der Zellen zu verhindern. Des weiteren habe ich Sonnenbäder genommen (nicht in der Mittagshitze), um die Mineralien besser einbauen zu können (Vitamin D).

Was noch hilfreich war, sind Algen. Spirulina platensis, das immense Mengen wichtiger Mineralien enthält. Es gibt Kraft und Schwung, kurzum ein Kraftspender. Mineralien wirken basisch im Körper.

Die Wirbelsäulenschmerzen haben sich durch die Umstellung der Ernährung auf sehr viel pflanzliche Nahrung, Massage und Mineralzufuhr gut gebessert. Darum kann ich nur raten, viel Mineralwasser, Säfte und Tees zu trinken, um den Mineral- und Vitaminhaushalt zu verbessern. **Kaffee und alkoholische Getränke sind Mineralräuber**, sie sind im 1. Jahr der Aufbauphase auf jeden Fall zu meiden, weil logischerweise das frisch eingebaute Mineral wieder verbraucht wird. Ich will damit nicht sagen, dass man gar keinen Kaffee oder Alkohol mehr zu sich nehmen soll. Aber es muss das Bewusstsein vorhanden sein, dass all die Einnahme von diesen Mineralien nichts nutzen kann, wenn die säuernden Nahrungs- und Genussmittel nicht weggelassen werden.

Es soll hier aber keineswegs der Eindruck entstehen, dass ich reine vegetarische Kost propagiere. Dies soll auf gar keinen Fall meine Absicht sein. Ich bin fest davon überzeugt, dass der Mensch auch gewisse Mengen an tierischem Eiweiß braucht. Aber eben nicht so viel wie ich es jahrzehntelang aß. Ich und der Großteil der Mitteleuropäer aßen und essen und trinken schlichtweg viel zu viel Dinge tierischen Ursprungs. Eben Ei, Milch, Käse, Quark, Jogurt, Fleisch, Wurst, Geflügel usw., usf.

Alle guten Sachen haben mich eben krank gemacht, d.h. mein Körper konnte sie nicht richtig verwerten, weil ich im Verhältnis zu wenig pflanzliche Nahrung aß.

Die Umstellung hat mir Kraft und Energie gebracht!

Die bisherige Ernährungsweise mit sehr viel tierischen Produkten hatte zur Folge, dass mein Stoffwechsel zu einem **ENTZÜNDUNGSSTOFFWECHSEL** wurde. Ja, das gibt es. Mir war das zwar auch neu, aber die Tatsache, dass ich überall Entzündungen hatte, mal hier, mal da, ließ mich aufhorchen, als ich in einem Säure-Basen-Buch darüber las. Das geht soweit, dass man tatsächlich bereits bei der Hautberührung, auch echtem Streicheln, Schmerzen empfindet. Zum Masseur kann man in diesem Stadium gar nicht gehen, vor Schmerzen. Das ging so weit, dass mir das Tragen eines Büstenhalters nicht mehr möglich war, weil sich die Haut aufrieb und entzündete.

Eine einzige Katastrophe.

Da hilft nur: ENTSÄUERN!

Mit Basenpulver nach Sander oder Berg. Jeden Tag zweimal ein Trinkglas voller Wasser ohne Kohlensäure mit Basenpulver trinken. Man kann zusätzlich in Base (Natron) baden, um schneller die Säure über die Haut ebenfalls auszuscheiden. Es gibt durchaus Basenbäder in der Apotheke zu kaufen, aber Natron tut's auch. Wichtig ist, dass man mindestens 20 Minuten badet, damit die Poren richtig aufnahmefähig sind!

Das gibt Erleichterung!!! Dann gehen auch die Entzündungen zurück. Dies ist ein goldener Tipp, aber nur wenn Sie bereit sind, dies auch zu tun. Denn nur mit pflanzlichem Essen dauert es zu lange, bis die Säure ausgeglichen ist, und auf Bezug zum Krebs **kann das Entsäuren gar nicht schnell genug gehen**. Ich denke grundsätzlich dass man sich wieder an das Essverhalten der 50iger Jahre annähern muss, um all die chronischen Krankheiten: Rheuma, Gicht, Arthrose, Osteoporose usw. zu beherrschen. Mit dieser Einsicht, dass in einem pflanzlich genährten Körper kein Krebs entsteht, war ich meiner Gesundung bereits ein Stück näher.

Es muss ein Ausgleich von Säure und Base hergestellt werden.

sauer	basisch	
alle alkoholischen Getränke	Apfel süß	Meersalz
Artischocke	Aprikose	Milch und Molke
Bonbons	Aubergine	Olive
Butter und Schmalz	Avocado	Orange
Colagetränk	Banane	Paprika und Peperoni
Ei	Beeren	Pilze alle Sorten
Feta	Birne	Quark frisch
Fett, gehärtetes, pflanzliches	Blattsalat	Rahm
Fett, tierisches	Blumenkohl	Rhabarber
Fisch	Bohnen	Rosenkohl
Fleisch	Brokkoli	Rotkohl
Geflügel	Brombeere	Rote Beete
Getreide	Brottrunk	Rosine
Grieß	Champignons	Sauerkraut
Grünkern	Chicoree	Sellerie
Haselnüsse	Chinakohl	Senf
Huhn	Eisbergsalat	Spinat
Hülsenfrüchte	Endivien	Sprossen
Kaffee	Entschlackungstee	Schnittlauch
Kakao	Erbsen	Stachelbeere
Käse	Feige	Steckrübe
Knödel	Feldsalat	Vanille
Lasagne	Fenchel	Walnuss
Leber	Fruchtsäfte	Wasser aus Leitung
Limonade	Gemüse aller Art	Wirsing
Marmelade	Gemüsebrühe	Zimtpulver
Nikotin	Grüner Tee	Zucchini
Nudeln	Grünkohl	Zwiebel
Öl, raffiniertes	Gurke	alle Gewürze und Kräuter
Parmesan	Karotte	
Reis	Kartoffel	
Schokolade	Kastanie	
Vollkorn	Kohl und Kohlrabi	
Walnuss	Knoblauch	
Wein	Lauch	
Weizen	Mais	
Weißmehlprodukte	Mandarine	
Wurst aller Art	Mandel	
Zucker	Meerrettich	

Eigentlich ist es ganz einfach. Es gibt ganz tolle Essen ohne Fleisch, Wurst, Ei, Zucker, Käse, Limo, Kaffee, Marmelade etc. Es ist zwar eine gigantische Umstellung, aber die Umstellung bringt die Gesundheit zurück.

Heute esse ich sehr viel Kartoffel in allen Variationen, Gemüse in allen denkbaren Zusammensetzungen mit herrlichen Soßen. Ich trinke Tees aller Art, Fruchtsäfte, die ich früher gar nicht kannte. Weil ich immer Limo und Kaffee trank. Es ist einfach die Gewohnheit. In den letzten 30 Jahren gab es zu jedem Essen tierisches Essen dazu. Selbst beim Eintopf gab es Würstchen hinzu. Das ist schlichtweg die

Ursache der Übersäuerung

Immer und immer wieder Dinge tierischen Ursprungs. Der Körper kann die Säure nicht mehr ausgleichen, weil wir in unserem modernen Leben einfach zu wenig pflanzliche Nahrung essen. Ich muss aber auch ganz ehrlich sagen, dass mir der Verzicht auf Fleisch und Wurst und Geflügel nicht schwer fiel. Wenn ich mir vorstelle, mit wie viel Hormonen und Medikamenten das Vieh heute „gefüttert" wird, unter welchen Bedingungen das Vieh heute gezüchtet wird, dann hat sich mein Hunger erledigt. Wenn ich nur daran denke, dass Tiermehl verfüttert wird, dann schauderts mich. Oder gar der Klärschlamm aus der Kläranlage. Wie eklig darf es denn noch sein?

Dagegen hatte unser Vieh damals ein 5-Sterne-Hotel mit Zimmerservice. Wachstumspräparate und Hormone – solch ein Schwachsinn. Wie viele Frauen kriegen denn keine Kinder, weil sie via Fleischverzehr Hormone in unkontrollierten Mengen erhalten? Ungefragt.

Machen Sie sich doch selbst einmal Gedanken. Legebatterie besichtigen und Sie haben wirklich keinen Hunger mehr. Wenn es Ihnen möglich ist, ziehen Sie Ihr Gemüse selbst im Garten und düngen Sie biologisch. Manchmal braucht man auch, um überhaupt ernten zu können, ein wenig Chemie. Ich will die Chemie nicht verteufeln, sie hat uns auch manche Erleichterung gebracht. Aber sie muss maßvoller eingesetzt werden. Dann kann der Körper das Essen besser verwerten und unser Immunsystem ist weniger belastet.

Gemüse, Kartoffel und Salat war früher in den 50iger und 60iger Jahren das Essen. Fleisch war teuer und nur 2 x pro Woche auf dem Tisch.

Damals waren die Leute gesund!

Im Verhältnis zu heute auf jeden Fall. Selbst nach dem Krieg, wo Schmalhans Küchenmeister war, waren zwar Leute unterernährt durch den Mangel generell. Aber nicht so chronisch krank wie es jetzt ist. Wir haben in wenigen Jahren unser Verhalten dermaßen geändert, dass

unser Körper die Veränderungen so schnell nicht umsetzen kann.

Wir arbeiten gleichzeitig körperlich viel, viel weniger, sind ungleich hektischer und nicht wenige leiden unter Dauerstress, der sich ebenso s a u e r auswirkt.

Wir essen und trinken fürchterlich viel Chemie, weil alles haltbar sein muss bis zum Abwinken!

Dass der Körper die vielen, vielen chemischen Zusätze nicht verarbeiten kann, das dürfte klar sein. Dass durch die immense chemische Belastung das Immunsystem, die Körperabwehr stets und ständig belastet, ist unbestreitbar.

Ein ganz wesentlicher Unterschied ist aber auch die fehlende Frische unseres Essens. Wenn ich an meine Kindheit denke, da ging die Oma in den Garten und holte frischen Salat, der wurde geputzt, gewaschen mit Dressing gemischt, innerhalb 30 Minuten wurde er verzehrt. Der Salat lebte förmlich noch beim Verzehr. Und heut? Der Salat wird chemisch behandelt während des Anbauens, damit er etliche 100 Kilometer im LKW überlebt und anschließend noch im Supermarkt möglichst lange Zeit „frisch" aussieht.

Von „lebendem" Salat kann keine Rede mehr sein. Dies gilt natürlich für alle anderen Lebensmittel genauso.

Dass der „Lebensmitteltourismus" aber auch Auswirkungen auf die Verwertbarkeit der Lebensmittel in unserm Körper hat, ist unbestreitbar.

Diese Tatsache begründet den Enzymmangel, der verheerende Folgen für die Verwertbarkeit der Nahrung im Darm hat.

Ich habe aber in meiner Haarmineralanalyse auch gesehen, dass etliche Gifte bzw. Schwermetalle in meinem Körper gelagert sind. Hauptsächlich Quecksilber. Ja, wo kommt das jetzt her? Dass hohe Konzentrationen des Quecksilbers die Körperabwehr herausfordern, das war mir auch klar. Und wenn die Körperabwehr, auch Immunsystem genannt überlastet ist, dann ist dem Krebs das Tor geöffnet. Also musste ich feststellen, dass mein Quecksilberbestand im Körper höchstwahrscheinlich von meinen vielen Amalgamplomben stammte. Man riet mir dringend, die Amalgamfüllungen zu entfernen. Daraufhin ging ich zu einem mir empfohlenen Zahnarzt und ließ mir einen Kostenvoranschlag machen.

Das Ergebnis: ca. DM 8.500,-- plus nicht genau vorhersehbarer Nebenarbeiten. Das war happig. Einerseits war mir klar, dass die Quecksilberbelastung schädlich ist, für mein Immunsystem. Andererseits, rund DM 10.000,-- kein Pappenstiel für eine Frau, die wegen Krankheit schon einige Jahre ohne Einkommen war. Die Krankenkasse zahlt zur Entfernung des Amalgams nichts hinzu. Die zahlen lieber Chemotherapien, und Reha und Pharmazieprodukte. Offensichtlich ist hier die Lobby der Zahnärzte viel zu schwach. Das hilft mir kleinem Würstchen wenig. Wie komme ich jetzt zu einer bezahlbaren Amalganentfernung?

Ein Verwandter riet mir nach Ungarn zu gehen. Was ich dann auch tat. Dort wurde mir super geholfen. Nicht einmal 10 % der Kosten waren fällig, sondern auch Superarbeit in Rekordzeit. 16 Plomben, innerhalb 5 Tagen, tadellos ersetzt. Sie sind noch heute super. Nun, den Quecksilberbestand im Körper merkt man nicht, aber ein immenser Druck im Kopf war schlagartig weg.

Ein toller Erfolg!

Ganz wichtig ist aber, dass man mit dem Entfernen zugleich eine Entgiftungskur macht. Damit die freigewordenen Metalle sich nicht im Körper ablagern und eine größere Belastung werden. Ich habe die komplette Entgiftungskur gleich 2 x gemacht, weil es mit meinen Nieren ja von Anfang an nicht gut stand. Also – wieder ein Stückchen der Gesundheit näher.

Die Gesundung eines Krebskranken kommt mir vor, wie eine Baustelle. Wenn ich vorne fertig bin, kann ich hinten wieder anfangen zu reparieren. Es ist und bleibt eine Ganzkörper-krankheit. Man repariert hier, und repariert da, und kaum ist man fertig, klemmt es wieder an einem anderen Ende. So war es auch bei mir.

Herzprobleme, auch das noch!

Dann hatte ich Herzprobleme. Herzflimmern, plötzlich nachts, im Schlaf, gefolgt von Herzrasen. Mir blieb nur der Weg zur Ärztin. EKG zeigt Unregelmäßigkeiten. Ohje, das fehlt mir noch. Sie müssen unbedingt zum Kardiologen. Mir war nicht so recht klar, was ich tun sollte. Am Schluss verpasst man mir einen Bypass oder weiß Gott, was da alles kommt. Mhm, Hmm, das war wieder so eine heikle Sache. Aber die Schmerzen kann ich auch nicht einfach ignorieren, zumal das Herzflimmern echte Angst erzeugt. Sind das die Vorboten eines Herzinfarktes oder Schlaganfalles? Man liest ja oft von solchen nicht beachteten „Ankündigungen". Das sollte mir aber nicht passieren. Also habe ich einen Termin beim Heilpraktiker gemacht, um dessen Ansicht zu hören. Er bestellte mich umgehend in die Praxis.

„Dann müssen wir erst einmal Ihr Blut untersuchen." Kurzum, er legte meinen Tropfen Blut unter sein DUNKELFELD-MIKROSKOP und zeigte mir, wie verklebt mein Blut ist. Theoretisch kannte ich das Thema ja, aber praktisch hatte ich noch nie meine eigenen Blutkörperchen beobachtet. Dass diese roten Blutkörperchen wie Geldrollen aneinander hafteten und folglich nichts transportieren konnten, machte mich nachdenklich. Der Sauerstofftransport kann ja dann nicht mehr funktionieren.

So sahen die roten Blutkörperchen verklebt aus.

Normalerweise müssen sie einzeln sein und an ihrer Innenfläche den Sauerstoff transportieren.

Dies ist dann ja nicht mehr möglich, weil die Innenflächen beidseitig verklebt sind mit dem nächsten Blutkörperchen.

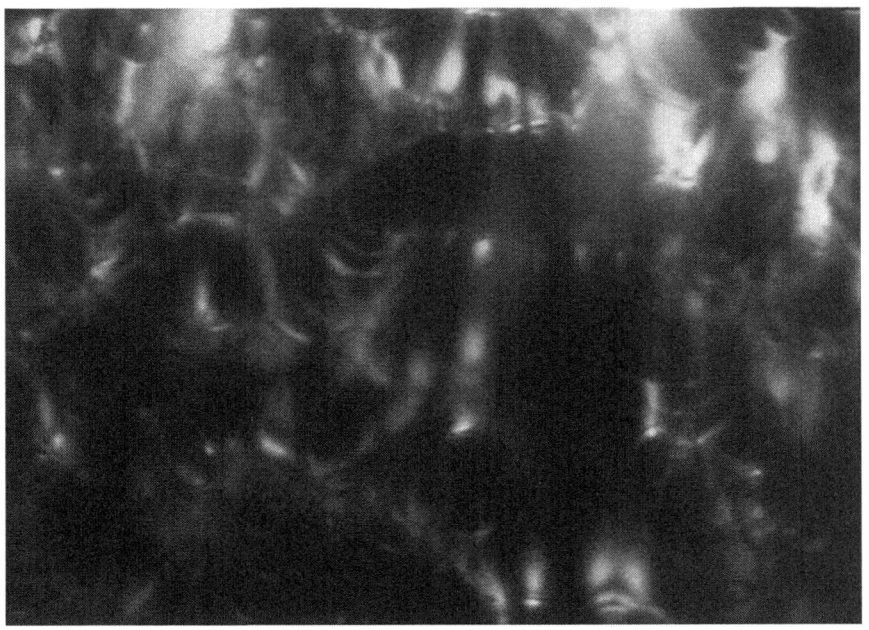

Und so schön einzeln sollten sie sein.

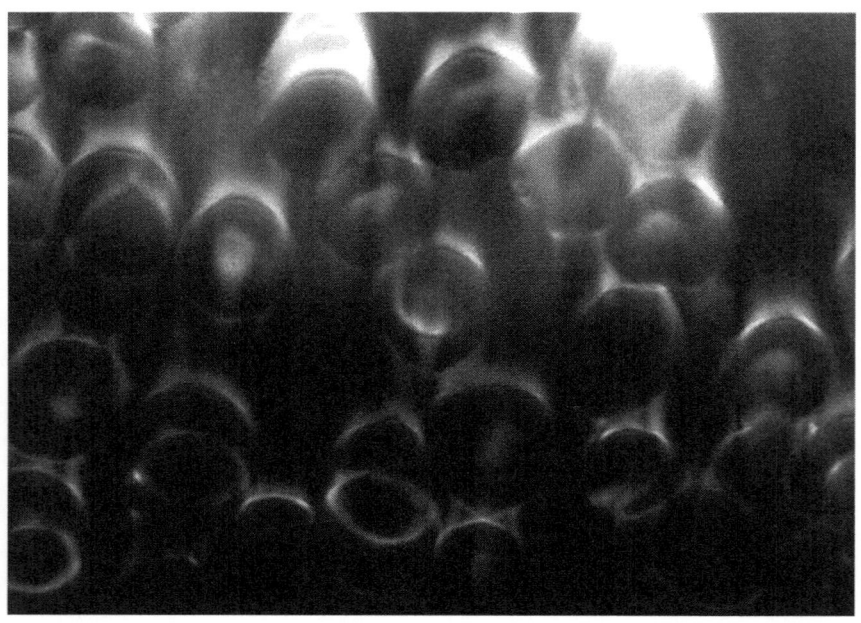

Dies ist das Bild meiner Blutkörperchen nach 6 Tagen Franz-Xaver-Mayr-Kur verbunden mit Hydro-Colon-Therapie.

Eine großartige Verbesserung!

Man kann es ja kaum glauben, aber der Körper regeneriert sich auch schnell.

Der Heilpraktiker zeigte mir, wie das Blutbild aussehen sollte und ich konnte selbst vergleichen, wie meines aussieht. Auf einem Computerbildschirm toll zu beobachten. Er druckte mir sogar mein Bild aus (siehe Seite 40 + 41). Dann empfahl er mir ein Mittel, das praktisch eine Nothilfe ist und die Blutkörperchen trennt. So ist die größte Gefahr erst einmal gebannt. Aber eben nur eine Momenthilfe und keine Dauerlösung.

Als Dauerlösung empfahl er mir eine Hydro-Colon-Therapie. Da wird mit körperwarmen Wasser der Darm gespült und mit Massagen der lange im Darm gelegene Kot aus den Darmzotten des Dickdarms gelöst. Da kamen eine Menge Gase zum Vorschein. Kann man im Schauglas schön zugucken. Die Gase sind nicht riechbar, weil sie ja in einem geschlossenen System sind. Und immer wieder schwarze Steine, eben lang abgelagerter Kot. Der sich in den Darmzotten praktisch versteckte.

Ich hatte ja zu Beginn meiner Krebsgeschichte 14 Monate lang Durchfall. Ja, Sie haben richtig gelesen: 14 Monate, jetzt kann ich es fast nicht mehr glauben, aber es stimmt.

Beim Internisten war ich damals. Ich klagte ihm mein Leid mit dem unendlichen Durchfall. Daraufhin riet er mir doch tatsächlich täglich Weizenkleie zu nehmen. Die würde die Feuchtigkeit binden! Solch ein schlauer Herr!!! Das darf doch nicht wahr sein. Jedenfalls werde ich ihn nicht mehr um Rat fragen.

Also hatte mein damaliger 14-monatiger Durchfall bewirkt, dass praktisch das frische Essen in der Mitte des Darmes durchrauschte und die Ablagerungen in den Zotten regelrecht versteinerten. Aber die logische Folge war, dass die Peristaltik des Darmes erlahmte. Die Peristaltik ist die Fortbewegung des Darminhaltes. So kam es, dass ich oft 3 – 5 Tage keinen Stuhlgang hatte. Wenn aber infolge der schlechten Fortbewegung nun Essen – tierischen Ursprungs ewig lang im Darm liegen bleibt, gärt es und die Gasbildung wird unerträglich. Man hat dann Gase, die es nicht mehr möglich machen, das Entweichen ständig zu unterdrücken. Das war in der schlimmsten Zeit so extrem, dass ich nicht mehr fortgehen konnte. Ich kann ja nicht ständig einen Ziehen lassen. Auf Verständnis braucht man da nicht zu hoffen.

Die Gärung des Fleisches, Wurst oder Milch etc. muss man sich so vorstellen, wie im Hochsommer, wenn 37 °C Wärme ist wie im Körper und man lässt Fleisch in der Hitze liegen. Genauso gärt es auch in unserem Darm. So riecht es dann auch. Wenn man sich aber zu ¾ aus Pflanzen ernährt, kommt das nicht vor. Aber das musste ich auch erst lernen.

Mein Heilpraktiker erkannte, dass mein Dickdarm aufs Zwerchfell und die Herzspitzen drückte. Er erklärte mir das, gab mir sogar ein Buch: „Der Darm" von Rolf Zarbock mit und fragte mich, ob ich das machen wolle.

Allein schon die Aussicht, die Gase reduzieren zu können ließ mich nicht zaudern. Ich sagte zu und fuhr wenige Tage später 6 Tage „auf Kur". Hydro-Colon-Kur, sie kostete ca. DM 1.000,-- plus Übernachtungen. So machte ich auch noch eine Mayr-Kur mit Brötchen und Milch und zusätzlich noch Basenpulver zum Entsäuern. Die Mayr-Brötchen brachten meinen Stuhlgang wieder in Bewegung. Die Gase reduzierten sich enorm. Und die Hydro-Colon-Kur bewirkte, dass der Darm wieder weich wurde. Wenn ich weich schreibe, so will ich damit erklären, dass die Kotsteine und verhärteten Ablagerungen zu einem festen Rohr wurden. Es war zwar immer noch ein Darm, aber nicht mehr elastisch, nicht mehr nachgebend. Dieses nicht mehr elastisch oder nachgebend sein des Darmes bewirkte wiederum, dass der Darm auf das Zwerchfell und die Herzspitzen drückte. Genannt Roemheld-Syndrom. Wahrscheinlich kam auch noch die Tatsache hinzu, dass ich stark zunahm. Was für einen Krebskranken ein gutes Zeichen ist.

Als meine Hydro-Colon-Therapie fertig war, waren auch alle Herzschmerzen weg und sind nie wieder gekommen. Die Darmsanierung bewirkte viel, viel mehr als ich eigentlich vorhatte. Ich wusste nicht, dass die Makrophagen, auch Fress- oder Killerzellen genannt, im Dickdarm entstehen. Diese Killerzellen killen eben die Krebszellen. Wenn sie sich aber im kranken Dickdarm nicht entwickeln, sind eben keine Abwehrkräfte da.

Folglich gehört die Darmsanierung zur Stärkung des Immunsystems.

Außerdem war nun mein Blutbild weitaus besser, es war mir gelungen, mehrere Probleme zu lösen. Es gehört natürlich auch eine gehörige Portion Wille dazu, auch wirklich nichts anderes zu essen. Mit nur einem Brötchen im Bauch durch Bad Wörishofen zu laufen, an hundert Schaufenstern vorbei und zehn Cafes, eine richtige Nageprobe. Ich war schon versucht, nachzugeben. Aber nein, ich will mein Ziel erreichen. Und ich hab es erreicht. Meine Gase sind weg, mein Durchfall ist weg. Vom Herz spricht gar keiner mehr. Wer weiß, was ich hätte durchmachen müssen, wäre ich zum Kardiologen gegangen. So gesehen, hat mich auch das Geld nicht gereut.

Wie überhaupt die Frage nach dem Geld immer wieder von allen Leuten mit denen ich spreche offensichtlich die Hauptrolle spielt. Natürlich habe ich viel Geld für meine Gesundheit ausgegeben. Aber ich hatte doch gar keine andere Wahl.

Die billige Variante ist die Befolgung der Arztratschläge:

Chemo, Kur, Krankenhaus, Chemo, Kur, usw.

Das kostet mich zwar kaum Geld, aber es kostet mich meine Gesundheit!

Was nützt mir ein Sparbuch
neben dem Grabstein?

Die meisten meiner Leidensgenossen kann ich nur noch auf dem Friedhof besuchen. Sie haben die Mühle des Kartells mitgemacht und tausend Schmerzen ertragen. 225.000 Krebstote im Jahr allein in Deutschland ist das Ergebnis der gängigen Krebsbehandlung. Eine stattliche Zahl, aber rund 360.000 Neuerkrankungen pro Jahr sind der Garant des Fortbestehens der Krebsbekämpfung mit Chemo, Reha, Kur, Strahlen, usw.

Warum ist nur mein Puls so hoch?

Die gröbsten Probleme hatte ich bereits so weit im Griff, als ich meinen neuen Blutdruckmesser erhielt. Ich war ein wenig korpulent und hatte laut Messungen meiner Ärztin schwankenden Blutdruck. Dem wollte ich auf den Grund kommen. Also maß ich häufig meinen Blutdruck nun selbst. Nun, er schwankte schon, aber selten war er wirklich zu hoch. Was mir noch auffiel, war der hohe Puls. Im Ruhezustand oft über 90. Manchmal sogar 100, dann wieder 56. Das ist aber entschieden zu viel Differenz, jeweils im Ruhezustand. Als ich meine Heilpraktikerin darauf ansprach, sagte sie mir, das seien höchstwahrscheinlich Allergien. Auch das noch! Ich hatte gar keine Hautunreinheiten, keine Pusteln, nichts. Sie riet mir, einen Allergietest machen zu lassen. Damit ich die Zusammenhänge besser verstehe, riet sie mir das Buch „Der Pulstest" von Dr. Arthur Coca – erhältlich im Hyperion-Verlag.

Einen Bluttest auf 180 Nahrungsmittel für DM 350,-- ließ ich machen. Das Ergebnis war, dass ich auf 57 Nahrungsmittel erheblich allergisch reagierte. Es waren die gängigen Lebensmittel, das was ich häufig aß. Grünkohl, Lauch, Blumenkohl, Kohlrabi, Bohnen, Erbsen, Rindfleisch, Ei, Ananas, Walnuss, Käse aller Art, Vanille, Schweinefleisch, Zimt.

Dann ist das ja kein Wunder, wenn mein Immunsystem ständig überlastet ist. Das hat mir gerade noch gefehlt. Wieder alles umstellen, oder was? Das geht gar nicht, in den Säurebereich darf ich auf gar keinen Fall zurückfallen. Aber auf die basischen, pflanzlichen Nahrungsmittel kann ich nicht verzichten!

Wenn ich all das nicht mehr essen soll, dann sterbe ich garantiert am Hungertod. Das kann es auch nicht sein. Der Diätplan, der mitgeschickt wurde, war gar nicht so übel. Aber wenn man genauer hinsah, war viel zu viel säuernde Nahrung dabei. Ich als Krebspatient weiß aber, dass ich die Säure meiden muss. Folglich bleibt nicht viel übrig. Dann holte ich die Zweitmeinung bei meinem Heilpraktiker ein. Dieser meinte, auf gar keinen Fall zurück in den sauren Bereich. Lieber eine Spritzenkur mit einem meine allergiestoppenden, verschiedenen potenzierten Mittel. Er hätte prima Erfahrung damit.

Was soll ich jetzt tun?

Mir ist vollkommen klar, wenn ich nichts tue, wird mein Immunsystem dermaßen geschwächt, dass ich auf jeden Fall wieder anfällig werde für jegliche Krankheiten. Und genau das darf nicht sein! Ich schickte mein Blut ein und warte auf das eigene angereicherte Blutserum. Exakt auf meine Allergien abgestimmt.

Auf den beiden folgenden Seiten sehen Sie, wie ein Allergietestergebnis aussieht.

1 Artisch. Rkt: 0%	2 Brokkoli Rkt: 0%	3 Endivie Rkt: 0%	4 Escarol Rkt: 0%	5 Grünkohl Rkt: 55%	6 Kophsalat Rkt: 0%	7 Kresse Rkt: 4%	8 Lauch Rkt: 37%	9 Lowurs Rkt: 0%	10 Mangold Rkt: 0%	11 Paprika g Rkt: 13%
13 Rosenkohl Rkt: 3%	14 Schnittl Rkt: 0%	15 Sellerie Rkt: 3%	16 Spinat Rkt: 6%	17 Weißkohl Rkt: 0%	18 Amaranto Rkt: 0%	19 Blumenkohl Rkt: 26%	20 Chicoree Rkt: 0%	21 Chinakoh Rkt: 0%	22 Fenchel Rkt: 0%	23 Guave Rkt: 0%
25 Meerret. Rkt: 0%	26 Spargel Rkt: 14%	27 Zucchini Rkt: 0%	28 Aubergine Rkt: 0%	29 Karotte Rkt: 0%	30 Kürbis Rkt: 0%	31 Rote Beete Rkt: 4%	32 Tomate Rkt: 1%	33 Karotte Rkt: 0%	34 Kohlrabi Rkt: 23%	35 Kohlrabi Rkt: 0%
37 Matona Rkt: 0%	38 Radieschen Rkt: 0%	39 Zwiebel Rkt: 0%	40 Hirse Rkt: 0%	41 Reis Rkt: 0%	42 Sonne,grb Rkt: 23%	43 Bohne, gelb Rkt: 0%	44 Bohne grun Rkt: 24%	45 Erbse grun Rkt: 36%	46 Kich erbse Rkt: 2%	47 Linse Rkt: 3%
49 Kalbf. Rkt: 11%	50 Kaninchen Rkt: 21%	51 Lamm Rkt: 23%	52 Reh Rkt: 17%	53 Rind Rkt: 30%	54 Ente Rkt: 4%	55 Huhn Rkt: 18%	56 Eigelb Rkt: 66%	57 Ente/b Rkt: 77%	58 Truthahn Rkt: 14%	59 Anchovi Rkt: 1%
61 Garnele Rkt: 20%	62 Heilbutt Rkt: 20%	63 Hering Rkt: 11%	64 Hummer Rkt: 27%	65 Kabeljau Rkt: 39%	66 Karpfen Rkt: 41%	67 Lachs Rkt: 18%	68 Makrele Rkt: 61%	69 Muschel Rkt: 23%	70 Rostseerch Rkt: 9%	71 Sardine Rkt: 0%
73 Seezunge Rkt: 12%	74 Thunfisch Rkt: 57%	75 Brennnesel Rkt: 8%	76 Dotteröl Rkt: 99%	77 Anis Rkt: 35%	78 Basilikum Rkt: 7%	79 Koriander Rkt: 9%	80 Dill Rkt: 20%	81 Kamile Rkt: 7%	82 Lindenzite Rkt: 6%	83 Lorbeert Rkt: 0%
85 Melan Rkt: 1%	86 Muskat Rkt: 0%	87 Oregano Rkt: 4%	88 Ca.Pfeffer Rkt: 5%	89 Pfeffer,s Rkt: 6%	90 Rosmarin Rkt: 3%	91 Salbei Rkt: 3%	92 Thymian Rkt: 9%	93 Zitron Rkt: 22%	94 Ananas Rkt: 74%	Maximilwel 145
12 Petersilie Rkt: 0%	24 Mate Rkt: 0%	36 Pet.wet Rkt: 0%	48 Sojabohne Rkt: 1%	60 Forelle Rkt: 8%	72 Scholle Rkt: 18%	84 Majoran Rkt: 1%				

95 Apfel Rkt: 4%	96 Birne Rkt: 0%	97 Banane Rkt: 17%	98 Blaubeere Rkt: 6%	99 Brombeere Rkt: 12%	100 Erdbeere Rkt: 0%	101 Dattel Rkt: 6%	102 Erdbeere Rkt: 17%	103 Feige Rkt: 13%	104 Himbeere Rkt: 20%	105 Honigmel Rkt: 0%
106 Joh.beere Rkt: 0%	107 Kirsche Rkt: 0%	108 Kiwi Rkt: 5%	109 Kaktusfr Rkt: 0%	110 Mango Rkt: 0%	111 Nektarine Rkt: 0%	112 Papaya Rkt: 3%	113 Pfirsich Rkt: 8%	114 Pflaume Rkt: 12%	115 Pinienb Rkt: 8%	116 Stansich Rkt: 0%	117 Margarinat Rkt: 1%
118 Traube gr Rkt: 0%	119 Traube rot Rkt: 0%	120 Zucchmel Rkt: 3%	121 Haselnuß Rkt: 0%	122 Mandel Rkt: 1%	123 Paranuß Rkt: 5%	124 Pistazie Rkt: 4%	125 Sesam Rkt: 14%	126 Sonnenbl Rkt: 0%	127 Walnuß Rkt: 34%	128 Blachhete Rkt: 17%	129 Blumeh Rkt: 13%
130 Curry Rkt: 6%	131 Ingwer Rkt: 15%	132 Knoblauch Rkt: 0%	133 Kümmel Rkt: 16%	134 Nelke Rkt: 19%	135 Olive Rkt: 0%	136 Paprika Rkt: 8%	137 Spanspfr Rkt: 10%	138 Senfkom Rkt: 19%	139 Buchweizen Rkt: 17%	140 Gerste Rkt: 0%	141 Hafer Rkt: 8%
142 Roggen Rkt: 0%	143 Weizen Rkt: 0%	144 Mandarine Rkt: 0%	145 Orange Rkt: 8%	146 Zitrone Rkt: 19%	147 Cashewkem Rkt: 0%	148 Erdnuß Rkt: 18%	149 Honig Rkt: 0%	150 Joplen Rkt: 22%	151 Coco Rkt: 0%	152 Kaffee Rkt: 0%	153 Pfeferminz Rkt: 5%
154 Schweinf Rkt: 26%	155 Tabak Rkt: 0%	156 Tee schw Rkt: 6%	157 Vanille Rkt: 98%	158 Zimt Rkt: 30%	159 Zitt Rkt: 34%	160 Camembert Rkt: 11%	161 Emmentaler Rkt: 8%	162 Hüttenkase Rkt: 19%	163 Gouda Rkt: 22%	164 Joghurt Rkt: 16%	165 Kuhmilch Rkt: 22%
166 Mozzarella Rkt: 2%	167 Parmesan Rkt: 8%	168 Roquefort Rkt: 8%	169 Schmelzk Rkt: 19%	170 Schafskase Rkt: 8%	171 Ziegmich Rkt: 5%	172 Kez niger Rkt: 63%	173 Buchpulver Rkt: 0%	174 Sickmilt Rkt: 0%	175 Kakaob Rkt: 0%	176 Mohr Rkt: 0%	177 Cornfl Rkt: 0%
178 Dinkel Rkt: 2%	179 Quinoa Rkt: 10%	180 Amaranth Rkt: 8%	181 Leinsamen Rkt: 24%								Maximalwert 144

Als ich den Therapieplan in Händen halte, stelle ich fest, dass das 60 Tage lange läuft. Aber mein Heilpraktiker wohnt 80 km weit weg. Das geht aber nicht, dass ich da immer komme oder gar hier bleibe. Also muss ich das Spritzen selber lernen. War gar nicht so tragisch.

3x gezittert und durch. Jetzt geht es einwandfrei. An den injektionsfreien Tagen nahm ich organspezifische Stärkungsmittel. Die haben mir viel geholfen. Nicht ganz billig dieser Spaß.

DM 80,-- für 3 Tage. <u>Aber immerhin hilfreich!</u> Dann die Injektionen nach Plan, sie haben mir eine gewisse innerliche Ruhe gebracht. Die Allergien haben sich nur innerlich bemerkbar gemacht. Das gibt es also auch.

Ich habe praktisch gespürt, wie die Körperabwehr arbeitete, konnte es aber nie und nimmer Allergien zuordnen. Da bleibt doch die Frage, ob nicht vielleicht Allergien häufig auch die Grundursache der absoluten Immunschwächung sind. Im Nachhinein kommen mir doch so manche Gedanken. Von Kindes Beinen an hatte ich Milchallergie. Ob ich weitere Allergien hatte, wurde ja nie untersucht. Wer weiß schon, wie viele und welche Allergien vorhanden sind?

Sind Allergien die Ursache für Krebs?

Diese Unruhe, wie ich es jetzt einmal von mir behaupten darf, kommt schleichend. Das registriert man gar nicht richtig. Man merkt es schon, aber was ist es? Es wird auf alles Mögliche geschoben, aufs Wetter, schlecht geschlafen, was Falsches gegessen usw.

Was Falsches gegessen kommt der Sache noch am Nahesten. Aber an Allergie denkt man im Allgemeinen nicht. Weil die Hautreaktionen fehlen. Bronchiales Asthma kommt z.B. sehr häufig von Allergien. Diese Zusammenhänge sind noch viel zu wenig beachtet.

Meine allergischen Reaktionen machten sich mit Kreislaufproblemen bemerkbar. Schon 20 Jahre hatte ich Kreislaufprobleme, kein Arzt brachte diese mit Allergien in Verbindung. Erst als die Allergien bekämpft waren, war auch mein gelegentliches Kreislaufproblem gelöst.

Jedenfalls hat mir die mit Antiallergenen angereicherte Eigenblutbehandlung sehr viel in Bezug auf die Allergien und die Immunabwehr gebracht. Dadurch, dass die Lebensmittel nicht mehr die Immunabwehr beschäftigen, kann sich die vorhandene Immunabwehr logischerweise mit den freien Radikalen beschäftigen und so die Krebsgefahr erheblich eindämmen.

Mein Immunsystem, also die Abwehr war praktisch stets mit dem Bekämpfen der allergischen Reaktionen der Lebensmittel beschäftigt. Folglich hatte ich nur noch wenig oder gar keine Reserven mehr für die Abwehr der entartenden Krebszellen.

Hinzu kam, wie beschrieben, dass infolge der Darmverkrustung die Makrophagen ja erst gar nicht gebildet wurden und dadurch zusätzlich wenig Abwehr gebildet wurde.

Das Entstehen der Allergien hängt mit den Enzymen zusammen. Leider war es mir nicht gegönnt, die Zusammenhänge genauer zu untersuchen. Sollten Sie allerdings unter Allergien leiden, so kann ich nur empfehlen, spezielle Publikationen zu lesen, um die Zusammenhänge zu erkennen und dann das Problem besser lösen zu können.

Denn das Problem der Allergien muss gelöst werden, um das Immunsystem zu entlasten.

Wer die Allergien und deren Belastung unterschätzt, braucht sich nicht wundern, wenn die entarteten Zellen und die Freien Radikalen nicht bekämpft werden können, mangels Abwehr.

Ich bleibe dabei, dass Allergien dem Krebs Tür und Tor öffnen.

Werden die gentechnisch manipulierten Lebensmittel neue Allergie- + Krebswellen bringen?

Wenn Sie den Ablauf der Krankheit so richtig verfolgen, ist es im Grunde nur die Abkehr von natürlichem Leben. Zuviel tierisches Eiweiß, haltbarkeitsmanipulierte Lebensmittel + jetzt noch genmanipulierte Lebensmittel.

Das Wort manipuliert, sagt ja eigentlich nur, dass der Natur ins Handwerk gepfuscht wird. Ob aber die Natur – der menschliche Körper – sich diese Manipulationen gefallen lässt, darf doch aufgrund meiner Erfahrungen sehr bezweifelt werden.

Ob der Körper das verarbeiten kann, glaube ich ganz einfach nicht. Siehe meine Erfahrungen mit der Calziumzufuhr.

Ich bin eher der Meinung, dass die herrschende Klasse unserer Gesellschaft hier bereits ein neues Melksystem vorbereitet.

Macht der Wohnraum allergie- und krebskrank?

Viele Menschen sind allergisch auf Aspergillus niger, Schimmelpilze aller Art. Allein die Schimmelpilze und Parasiten sind laut Dr. Hulda Clark aus Kalifornien in jedem krebskranken Körper in überdurchschnittlicher Menge vorhanden. Sie beschreibt in Ihrem Buch: „Heilung ist möglich", das sehr zu empfehlen ist, diese Zusammenhänge. Sie hat in langer Forschungsarbeit in Amerika entdeckt, dass man diese Pilze und Parasiten mit Hilfe eines Zappers der ganz geringe Stromfrequenzen durch den Körper schickt, ohne Nebenwirkungen abtöten kann.

Dieses Buch empfahl mir ein Freund, der im medizinischen Bereich tätig war. Er hatte gute Erfahrungen damit gemacht. Nachdem ich das Buch gelesen hatte, wollte ich das doch auch einmal ausprobieren. Ich lieh mir bei meinem Freund besagtes Kleingerät und probierte es aus.

3 Tage lang, jeweils 3 x 7 Minuten täglich zappen und schon wäre dieses Problem gelöst, so die Beschreibung. Zu meiner Verwunderung saß ich am 3. Tag auf der Toilette und musste zum erstenmal seit 14 Monaten Kraft aufwenden für den Stuhlgang. Dieses Gerät hat doch tatsächlich meinen nun 14-monatigen Durchfall mit einem Hieb gestoppt. Wahrscheinlich habe auch ich sehr viele Schimmelpilze, Sporen und deren Artverwandte im Körper gehabt. Aber das war mir jetzt wurscht, Hauptsache mein Stuhlgang ist wieder gut.

Denn der ständige Durchfall verursacht natürlich auch eine geringe Mineralaufnahme, die letztendlich die Übersäuerung begünstigt, vielleicht sogar verursacht.

Die Schulmedizin würde nun suchen und suchen, bis man wüsste ob es denn nun Aspergillus niger oder ... oder ... ist: Das ist für mich als Patient völlig uninteressant. Ich muss nur wissen, wie ich diese Seuche möglichst billig und vor allem nebenwirkungsfrei los werde. Das Buch und den Zapper gibt es bei: Frau Dr. Hulda Clark, erhältlich in jedem Buchhandel. Der Titel lautet: Heilung ist möglich, erschienen im Knaur-Verlag.

Nun bleibt natürlich noch die Frage: Wie komme ich als Kauffrau überhaupt an Schimmelpilze? Ich arbeite nicht mit Lebensmittel, Gartenprodukten, Landwirtschaftlichen Produkten etc.

SCHIMMELPILZE gibt es überall!

Die allermeisten Schimmelbildungen finden wir in wunderschönen Häusern. Alle Häuser und Büros mit Klimaanlage. Klimaanlagen saugen die Luft ab mit all ihren guten und bösen Teilchen. Sie saugen sie in ihre Filter, die nur alle halbes Jahr vielleicht ausgetauscht werden. Ein befreundeter Techniker säubert diese Anlagen und versicherte mir, dass es den Leuten den Magen umdrehen würde, wenn sie es sehen würden. Was passiert mit den Sporen der Schimmelpilze gleich am nächsten Tag?

Sie werden von der Schimmelpilzschleuder, die man hochdeutsch Klimaanlage nennt, ordentlich in den nächsten Raum geschleudert. Ich will damit nur sagen, dass unsere feinen Damen und Herren unserer Versicherungs- und Bankerbranche, nicht vor diesen unfeinen Dingen geschützt sind.

Je größer der Glaspalast, desto krankmachender die Arbeitsbedingungen. Wenn Sie sich einmal über diese Zusammenhänge informieren möchten, so wenden Sie sich an das

Institut für Baubiologie

Holzham 25

D-83116 Neubeuern

Auch in ganz normalen Häusern treffe ich immer wieder Schimmelpilze an. Woran liegt das? Die Häuser werden zu dicht gebaut. Die Fenster lassen rein gar keinen Luftaustausch zu, sie müssen ja einen besonders guten K-Wert (Wärme-Erhaltungswert im Haus) haben. Was zur Folge hat, dass die Feuchtigkeit eingesperrt wird. Zudem wird überall geheizt, was Kondenswasser bildet. Das Tüpfelchen auf dem i ist aber die Tatsache, dass der Neubaubesitzer und seine Partnerin Vollzeitarbeiter sind. Damit das wunderschöne Häuschen bezahlt werden kann, muss man schuften. Folglich geht man morgens früh aus dem Haus, das Haus gut verrammelt. Man muss ja unbedingt verrammeln, wegen der evtl. Einbrecher bzw. der Versicherung.

Morgens früh jedoch wird kaum gelüftet, weil es noch kalt ist und auch noch feucht. Es würde folglich die Feuchtigkeit nicht von innen nach außen weichen. Mittags wenn es warm und trocken ist, ist gar keiner daheim, der lüften könnte. Abends wenn man dann heimkommt, wird in ein paar Zimmern kurz gelüftet, weil es ja draußen schon wieder kalt ist.

Deutschland hat eh fast ¾ Jahr Winter und ¼ Jahr kalt, nicht nur im bayrischen Wald. Dort singt man dieses Liedchen, aber es trifft in Bezug auf Lüftung den Kern der Sache. Selbstverständlich bringt auch die Zunahme der 1-Personen-Haushalte auch das Problem der Lüftung und Schimmelpilzvermehrung mit sich.

Die abendliche Krönung ist das abschließende Duschen, damit die feuchtheiße Luft bei offener Badetür anschließend in der kompletten Wohnung den Schimmelpilzen Nahrung bringt.

So bleibt uns nur festzustellen, dass wir Menschen mit unseren phänomenalen technischen Errungenschaften (Klimaanlage, luftdichte Häuser, etc.) phänomenal geeignete

Krankheitsbrutkästen

bauen. In unseren alten Häusern war das alles nicht möglich.

Ich weiß noch, es war lausig kalt im Flur. Die Türen waren nicht dicht und die Fenster schon gar nicht. Da war immer Luftbewegung. Das Schlafzimmer war nicht geheizt, das Mobile überm Bett meist in Bewegung. Da hielt es kein Schimmelpilz aus. Der braucht Wärme und Feuchte. Heute sitzen wir mollig warm in unserer Stube und züchten unseren eigenen Tod.

Grillen ist beliebt

Eine weitere wichtige Rolle scheint mir das Braten und Erhitzen der Fette und Öle in der Krebsentstehung zu spielen.

Immer und immer wieder stieß ich im Laufe meiner Recherchen auf die Zusammenhänge der Fette und Öle mit den sogenannten Freien Radikalen, die die gesunden Zellen angreifen.

Allgemein bekannt wurde die Tatsache dass beim Grillen abtropfendes Fett krebserregend wirken soll. Benzpyren etc. Daraufhin wurden etliche Tropfverhinderer entwickelt und dem Volk zugänglich gemacht.

Wenn aber dieses verbrannte Fett krebserregend ist, wie sieht es dann mit den verbleibenden verbrannten Fetten in der Pfanne, bei Gyros, Steaks etc. aus?

Sind das etwa keine verbrannten Fette?

Oder muss die Lobby der entsprechenden Vermarkter etwas schützen bzw. die Gemüter beruhigen, weil eben kein direkter Zusammenhang beweisbar ist.

Ich jedenfalls kann nur feststellen, dass mit der „Mode" des gebratenen Fleisches im Laufe der 70iger Jahre die Krebshäufigkeit zeitgleich „in Mode" kam.

Vorher hat man das Fleisch meist gekocht!

Das gekochte Fleisch war in den 50iger und 60iger Jahren normal, sofern es überhaupt Fleisch gab.

Der Massenkonsum setzte ja erst ein, als der Preis erschwinglich wurde. Mittlerweile ist es ja so, dass das Fleisch ja schändlich billig ist. Aber auch schändlich erzeugt wird, wie bereits beschrieben..

Folglich ist das Fleisch selbst bereits in der Züchtung mit Hormonen, Milchaustauscher, Arzneien und Klärschlamm dermaßen unnatürlich entstanden und wird anschließend unnatürlich heiß in Fetten „verbrannt".

Dann braucht sich wirklich niemand wundern, wenn unser menschlicher Körper diese Masse als fremdartig „erkennt". Ein bisschen manipulieren verkraftet die Natur und passt sich den neuen Gegebenheiten an, wie wir aus der Evolution lernen können.

Aber was der Mensch in den letzten 30 Jahren aus reiner Geldsucht aus dem ehemals Natürlichen gemacht hat, ist eben keine Evolution mehr, sondern eine Revolution.

In dem Buch: „Krebs – das Problem und die Lösung" von Frau Dr. Johanna Budwig können Sie die genauen Zusammenhänge Fette, Öle; Margarine + Krebs nachlesen. Es ist hochinteressant.

Ihre Forschungsergebnisse, Sie war nach dem 2. Weltkrieg hochrangige Ministerialbeamtin und für die Zulassung von Pharma-Produkten zuständig, durften damals schon nicht wahr sein, weil sie nicht mit den Verkaufsinteressen der damaligen führenden Lobbyisten zu vereinbaren waren.

So kam es, dass sie einer geringeren Beschäftigung zugeführt wurde und ihre tatsächlichen Erkenntnisse niemals dem Volk zugänglich sein durften.

Die gekaufte Wissenschaft ist durchaus ein Urproblem unserer Republik. An der Freiburger Universität ist derzeit ein umfangreicher Manipulationsskandal aufgedeckt worden, wonach über 100 Fachveröffentlichungen für die Mediziner in Sachen Krebs manipuliert, gefälscht und im Sinne der Auftraggeber herausgegeben wurden. Die Universität Tübingen hatte vor einiger Zeit das gleiche Problem mit einem Krebsforscher.

So weit, so schlecht.

Frau Dr. Budwig jedenfalls schreibt in ihrem Buch, für jedermann verständlich, dass durch die erhitzte Margarine die Membranbildung bei der normalen Zellteilung nicht mehr funktioniert und nach ihrer Meinung die außer Kontrolle geratene Zellteilung begründet.

Diese Erkenntnis kann durchaus stimmen.

Denn ich habe jedenfalls sehr viel gebratenes Fleisch und gebratene Würste gegessen.

Das habe ich natürlich auch geändert.

Fleisch und Wurst gibt es eh nur noch ganz wenig. Wenn, dann aber in Butter ganz leicht gebraten. Aber auf gar keinen Fall verbrannt.

Das soll aber jetzt nicht dazu verleiten, komplett auf Fett zu verzichten. Der Mensch braucht Fett und ein bisschen Fleisch, aber bei weitem nicht so viel.

Was, der (die) hat Krebs???

Immer wieder beobachte ich, wie die Menschen ganz erstaunt sind, wenn wieder einmal jemand unter ihnen Krebs hat. Meist oder oft sind es Draufgänger, die Aktivisten, die „Härtesten" nach außen hin.

Wenn Sie mich fragen, dann gehe ich einfach einmal davon aus, dass es sich dabei um die Menschen dreht, die zu wenig auf kleine Gesundheitseinschränkungen achten.

So nach dem Motto: Das wird schon wieder!

Oder: Wegen dem Kleinkram gehe ich doch nicht zum Arzt!

Gerade die Menschen, die viel um die Ohren haben, und körperlich stabil sind, können oder wollen nicht glauben, dass ein ewiger Herd wie meine Amalgamplomben oder immer wiederkehrende Mandelentzündungen oder Nierenentzündungen ein echtes Problem werden können.

Die vermeintliche Stärke ist dann die absolute Schwäche.

Gerade diese starken Persönlichkeiten sind da sehr gefährdet. Ich habe geschrieben, dass ich über 20 Jahre Nierenprobleme hatte, die nie richtig und endgültig behoben wurden. Da hatte der Körper praktisch seine wunde Stelle. So denke ich, hatte der Krebs eine Angriffsfläche. Sicher kamen noch einige andere Dinge hinzu, aber wer ist schon vollkommen gesund?

Auch hier gilt: „Wehret den Anfängern". Seien Sie nicht nachlässig. Es kann Sie vor einer Katastrophe bewahren.

Die Achterbahn der Psyche!

Ich werde immer wieder gefragt: Welche Rolle spielt ihrer Meinung nach die Psyche bei Krebs?

Dazu kann ich nur sagen: Bei mir war es ein sehr langer Prozess. Ich war zu Beginn der Krankheit psychisch topfit.

Aber im Verlauf der Krankheit kam ja die Zeit, wo ich ganz allmählich die Energie verlor. Und ich nicht beschreiben konnte, wo es mir fehlt.

Gehen Sie mal zum Arzt und sagen Sie: „Ich habe keine Energie mehr!"

Der Arzt prüft und prüft und schickt Sie dann wahrscheinlich von Pontius bis Pilatus. Mit dem Ergebnis: Ohne Befund!!!!

Also ein Simulant.

Das ist dann das, was dem Krebskranken dann tatsächlich noch mehr die Energie raubt.

Es wird dann tatsächlich eine negative psychische Spirale in Gang gesetzt, die schon manchen in Depressionen oder ähnliches gestürzt hat. Ich war zwar nicht depressiv, aber die positive Ausstrahlung leidet doch Not.

Was soll man auch sagen, wenn das Aufstehen schon die Qual pur ist?

Wenn ich abends nicht einmal die Hälfte meines Programms geschafft habe.

Wenn der Partner feststellt, dass man es zwar noch im Kopf hat, aber nicht mehr in den Füßen, wie es so schön im Sprichwort heißt.

Wenn die Mitarbeiter mobben und tuscheln, weil doch manches nicht mehr so von der Hand geht, wie es vorher war.

Wenn man nicht mehr die Treppen raufkommt und 3 mal Pause machen muss, damit der Notarzt nicht kommen muss!

Welche Psyche hält das aus?

Welcher junge Mensch hält das aus? Jahrelang?

Wenn die Oma mit 68 Jahren eben 3 mal Pause auf der Stiege macht, na ja, dann ist sie eben nicht mehr die Jüngste.

Da hat man Verständnis.

Aber ich mit meinen damals 32 Jahren?

Die ist doch nur faul!

Im gut besetzten Stadtbus oder Straßenbahn habe ich oft Tränen in den Augen gehabt. Kein Sitzplatz in Ihrem Alter! Obwohl ich schon die berühmten Sternchen sah. Das gibt der Psyche schon einen Knacks.

Vor allem, wenn man nicht weiß, warum.

Als ich später wusste, was los ist, da war das Problem gelöst. Ich stand auf des Petrus Liste.

Folglich muss ich langsam tun.

Umgekehrt sieht es mit der Psyche des Partners aus.

Erst schließt er sich der allgemeinen Meinung an, dass der Partner wohl nur ein bisschen faul ist. Dann als das Ergebnis klar ist, kommt vielleicht eine innere Reue. Dann kommt die Angst, den Partner zu verlieren.

Und die Angst, den Partner vielleicht jahrelang pflegen zu müssen, wenn es unausweichlich dem Ende entgegen geht.

Dann ist die Psyche des Partners oft noch weiter unten, als die des Kranken.

Kurzum, die Beschreibung Achterbahn trifft die Sache haargenau.

Wobei es von den Umständen und den Charakteren abhängt, ob man öfter unten oder öfter oben ist und ob der Partner oder der Kranke schwerer daran trägt.

Jedenfalls kann ich nur von mir sagen, dass die Krankheit die negative psychische Belastung mit sich bringt und nicht, wie so oft behauptet wird, die schlechte psychische Verfassung die Krankheit Krebs auslöst.

Natürlich befindet sich der Mensch in einer schlechten Verfassung, wenn er das Schwinden seiner Energie spürt.

Unser Schicksal sind die Strahlen!

Auf fast jedem Treffen der Selbsthilfegruppen werde ich gefragt, was ich denn von Strahlung und Wasseradern halte. Viele sind davon überzeugt, dass dies oder jenes etwas bewirkt. Andere wiederum glauben, es sei der größte Humbug. Früher hat mich das Thema nicht weiter interessiert. Aber nachdem immer mehr Leute glaubhafte Erfahrungen aus ihrem Leben erzählten, interessierte es mich dann doch. Und so fing ich an zunächst einmal in meiner eigenen Erinnerung zu forschen. Ich erinnere mich noch sehr gut daran, als ich mein eigenes Jugendzimmer bekam. Es wurde in dem Zimmer aufgebaut, wo vorher meine Eltern schliefen.

In diesem Bett schlief ich unglaublich gut. Rein ins Bett, Augen zu, ruckzuck klingelte der Wecker. Mein Unterbewusstsein sagte mir eigentlich, dass das nicht normal sein kann. Aber selbstverständlich war ich froh, dass ich soooo gut schlafen konnte.

Allerdings war mir, als ob ich nur eine halbe Stunde geschlafen hätte.

Cirka vier Jahre später hatte ich die Anämie. Dann begannen wie beschreiben alle Gesundheitsprobleme.

Damals hätte ich wissen müssen, was ich heute weiß. Aber hinterher ist man immer schlauer. Trotzdem sollten Sie, liebe Leser ernsthaft über einen Schlafplatzwechsel nachdenken, wenn es Ihnen ähnlich geht. Wenn Sie entweder so gut wie ich schlafen oder wenn Sie erhebliche Schlafstörungen haben. Man kann das heute prima ausmessen. Aber das Thema interessierte mich jetzt doch. Sollte mein Jugendbett vielleicht auch in „Strahlung" gestanden haben.

Hatte mein Vater nicht im gleichen Raum vorher geschlafen – ca. 20 Jahre lang, hatte er nicht auch Krebs?

Jetzt wollte ich es wissen. So ging ich zum Seminar von Dr. Josef Oberbach in Finning am Ammersee. Der Seminarleiter erklärte uns ohne dass jemand danach gefragt hatte, dass äußerst häufig Krebskranke auf Verwerfungen oder Wasseradern schlafen würden.

Ja, da schau her!

Er erklärte, dass das praktisch unterirdische Wasserläufe sind, deren Reibung am Gestein Ionen freisetzen. Dass diese Ionen in einem bestimmten Winkel (der richtet sich nach der Tiefe und Wassermenge und Reibungsfläche) praktisch die ganze Schlafzeit den Körper treffen, wenn man über dieser Wasserader schläft.

Eigentlich plausibel, dass Reibung etwas bewirkt.

Nun wollte ich es wissen, ob ich das auch in der Natur selbst feststellen kann.

Ich lernte mit der Rute umgehen. Feingefühl in den Händen habe ich und Konzentration fällt mir auch nicht schwer.

Ich fühlte sehr bald, was sich unterirdisch in welche Richtung bewegt. Nur die Menge der Schüttung war noch nicht so sicher. Aber das wollte ich ja gar nicht unbedingt können. Ich suchte ja keinen Brunnen.

Also fuhr ich heim und lief erst mal außen die ganze Hauslänge ab. Kaum war ich in der Nähe meines ehemaligen Schlafzimmers, haut mir die Rute eine, dass ich staunte.

Nicht so leichte Ausschläge wie in unserm Kurs. Nein, die Rute schlug buchstäblich aus. Aber wie! Nun lief ich weiter, aber es kam nichts Wichtiges mehr.

Ich wieder zurück, dasselbe Spiel wieder.

Ohne Manipulation!

Jetzt wollte ich es wissen. Ich hatte niemanden etwas davon erzählt. Bewusst nicht, um nicht zu manipulieren. So gab ich meinem Mann die Rute. Er soll die ganze Front ablaufen. Kaum war er in der Nähe, machts Bumm! Haut ihm die Rute eine hin.

Kein Zweifel, hier ist eine starke Wasserader.

Ich habe noch mehrere Leute im Schnellkurs hingeschickt. Der Ausschlag war so stark, dass es jeder merkte. Ich weiß noch, dass meine Oma von den Liesen sprach, die so tief unterm Haus durchliefen, dass das Haus selbst äußerst trocken war. Nun ja, jetzt war mein Interesse geweckt.

Wo meine Schwiegermutter schlief, wusste ich ja. Folglich habe ich das Haus geprüft. Mitten durch ihr Bett eine Wasserader!

Allerdings war die selbst verursacht, durch Schächte und Kanäle unterm Haus.

Dann habe ich noch einige mir bekannte Fälle nachgeprüft und musste feststellen, dass es immer wieder Kreuzungen von Wasseradern und Gittern waren, die exakt unter den Betten waren.

Ich bin keine, die jeder fixen Idee nachrennt, aber da muss ich sagen, dass ich sicher erstaunt war.

Vor zwei Jahren war einmal in einer großen deutschen Illustrierten ein Krebsatlas von Deutschland drin. Damals fiel mir auf, dass die allerhäufigsten Erkrankungen im Ruhrgebiet und im Saargebiet sind.

Also dort wo Kohleabbau war und zum Teil noch ist. Hohe Strahlungsintensität.

In meiner Heimat sind ebenfalls sehr viele Krebskranke.

Dort ist aber Uranabbau und vor allem große Lager militärischer Verbündeter.

Was da so streng bewacht wird, wird man uns nicht sagen. Kontrollen gibt es sowieso nicht.

Wie hoch die Strahlung wirklich ist, wird uns keiner sagen. Auf jeden Fall ist das militärische Radar nicht zu unterschätzen.

Es ist äußerst merkwürdig, dass es in einem solch dünn besiedelten Gebiet ohne Umweltverschmutzung so viele Krebskranke gibt.

Im Umkreis von 100 km gibt es keine nennenswerte Fabrik, und nur eine mäßig befahrene Autobahn. Trotzdem sind die Baumkronen auf den Bergen verbrannt.

Nicht im Tal!

Uns Bürgern erzählt man das Märchen vom sauren Regen. Genau wie im Bayrischen Wald und im Erzgebirge. Seitdem dort der Eiserne Vorhang weg ist, hat auch „der sauere Regen" aufgehört.

Wobei festgestellt werden muss, dass der saure Regen selbstverständlich für die Pflanzen generell ein Problem ist, der aber vielschichtige andere Ursachen hat, als den Autoverkehr.

Komisch, kaum ist das Radar aus, schon erholen sich die Bäume, obwohl es noch genauso viel regnet wie vorher.

Kein Sterbenswort werden wir hören, was wirklich die Ursache war.

Wir werden weiter Katalysatoren brauchen, die ASU wird auch nicht wieder abgeschafft. Reine Arbeitsbeschaffungsmaßnahmen, keine Umweltschutzmaßnahmen, wie uns vorgegaukelt wird.

In Wahrheit sind die militärischen Strahlungen immens. Vor kurzer Zeit erst kam heraus, dass die Army der USA ihre eigenen Soldaten dermaßen verstrahlt hat, dass diese zum Großteil innerhalb 10 Jahren an Krebs starben. Hinter dem Deckmantel der Unbeweisbarkeit versteckt sich das Militär.

Unter starkem öffentlichem Druck gab man kleinlaut zu, dass sehr wohl hohe Dosen gepulster Hochfrequenzstrahlen ausgesandt wurden, um gegnerische Ziele zu orten.

Als dann noch genauer nachgefragt wurde, war es nicht nur die USA, sondern praktisch das komplette Militär der NATO, einschließlich der deutschen Armee.

Interessant war ja, dass der Bezug auf Krebs nicht abgestritten wurde.

Und so erklärt sich für mich die hohe Krebsrate in hochgelegenen Dörfern im Umkreis des NATO-Flughafens.

Dann bleibt noch die Frage, warum dann nicht alle Bürger am Krebstod sterben.

Ich nehme an, dass eine Immunschwäche die z.B. durch Allergien kommt, Strahlung als eine Reizung der Zellen und Säuren des Körpergewebes zusammenkommen müssen.

Diese 3 Komponenten müssen zusammen kommen.

Das ist aber gar nicht so selten. Allergien sind auf dem Vormarsch aus etlichen Gründen. Dabei spielen die fehlenden Enzyme in unserer toten, weil tagelang gekutschten Nahrung eine wesentliche Rolle.

Die baubiologischen Fehler mit chemischen Zusätzen in Möbel, Farbe, Boden, Fenster und Türen, Schimmelbildung, Pilze, Sporen und Parasiten belasten selbstverständlich unsere Immunabwehr sehr.

Die gepulsten Hochfrequenzstrahlen, Röntgenstrahlen stören sogar laut Medizinphysiker Leberecht von Klitzing, med. Universität von Lübeck, das komplette Bio-System. Elektromagnetische Strahlung, der wir zunehmend ausgesetzt sind durch immer mehr Technik im Haus und Beruf.

Die Handys werden mit Sicherheit einen weiteren Schub zu vermehrten Krebsfällen bringen, da die Strahlung logischerweise sich verzigfacht, wenn nicht verhundertfacht.

Die Übersäuerung entsteht durch Mineralmangel wegen viel zu wenig pflanzlicher Nahrung und viel zu viel tierischen Eiweißes. Säure-Basen-Haushalt kommt immer mehr aus dem Gleichgewicht, weil der Boden bereits durch Monobewirtschaftung längst nicht mehr die Menge Mineralien besitzt, wie vor 40 Jahren.

Woher kommt der Mineralmangel?

Die Pflanzen werden nicht mehr natürlich gedüngt. Die Gülle kann den Mist nicht ersetzen, weil sie zu intensiv ist. Auch hier ist das natürliche Gleichgewicht verloren gegangen.

Künstliche Dünger aus der Chemiefabrik können das natürliche Gleichgewicht nicht erreichen.

Ähnlich wie beim Calcium die Röhrchenpillen nicht die Wirkung des Haifischknorpels erreichen können. Künstlich bleibt künstlich und ist immer nur ein Provisorium. Eine provisorische Hilfe.

Der Mineralmangel entsteht auch durch die Monokultur. Kein brachliegendes Gelände mehr zur Erholung des Boden wie es früher war, 1 Jahr Brache.

Unsere EU-Politiker lassen ganze Landstriche 5 Jahre brach liegen. Dafür wird der Bauer subventioniert. Welcher Bauer wird nach 5 Jahren dieses verstrunkte Gelände wieder urbar machen?

5 Jahre – der absolute Schwachsinn.

Solche Gesetze entstehen ja nur, weil wir Politiker haben, die nie eine Scholle bearbeitet haben und ohnehin keinen blassen Schimmer von dem haben, was sie beschließen.

Folglich gibt es den Schweinezüchter, die Hühnerfarm, den Rinderzüchter – alles Monobetriebe. Früher der Bauer hatte ein paar Kühe, Schweine, 2 Pferde, Hühner, etc.

Eben sich ergänzende Lebewesen.

Er konnte Rüben, Kartoffeln, Getreide abwechselnd anbauen und hat die Böden eben nicht ausgelaugt.

Das Auslaugen der Böden durch Monowirtschaft verursacht aber den Mineralmangel. So haben wir folgende Mineralverluste zu beachten:

Mineralien und Vitamine		1985	1996	Differenz
Kartoffel	Calcium	14	4	**minus 70 %**
	Magnesium	27	18	**minus 33 %**
	Vitamin C	20	25	**plus 25 %**
Möhre	Calcium	37	31	**minus 17 %**
	Magnesium	21	9	**minus 57 %**
Apfel	Calcium	7	8	**plus 12 %**
	Folsäure	5	6	**plus 20 %**
	Magnesium	5	1	**minus 80 %**
Banane	Calcium	8	7	**minus 12 %**
	Folsäure	23	3	**minus 84 %**
	Magnesium	31	27	**minus 13 %**
	Vitamin B6	330	22	**minus 92 %**

Diese Verluste mussten wir innerhalb 11 Jahren hinnehmen!

Würden wir einen Vergleich von 1950 zum Jahr 2000 haben, würde das Mineralstoffdilemma unserer europäischen Landwirtschaft erschreckend ausfallen.

Was bedeutet der Mineralverlust unserer Nahrung für den Krebskranken?

Wenn unsere Nahrung innerhalb 11 Jahren dermaßen weniger Inhalt hat, müssten wir theoretisch entsprechend mehr essen.

Das geht zwar theoretisch, aber praktisch würden wir extrem übergewichtig und krank.

Krank, alleine schon wegen der vielen Giftstoffe.

Unsere Essen ist eben nicht mehr vollwertig. Auch die als „vollwertig" angepriesenen Lebensmittel enthalten eben nur noch Bruchteile derer, die wir in den 50iger + 60iger Jahren gegessen haben.

Was tun?

Es bleiben drei Wege:

1. Selbst anzubauen, was irgendwie geht – es lohnt sich. Es lohnt sich auch finanziell, weil Sie alle Gelder die Sie ansonsten in die Apotheke tragen, mitzählen müssen. Hier belügen sich die meisten Leute selbst, indem sie den Supermarktpreis und den eigenen Gartenpreis vergleichen und feststellen, dass sich ihr Garten nie und nimmer rentiert. Sie vergessen aber gerne, dass sie eigentlich die verlorene Lebensqualität, die Arzt- und Apothekenkosten, die An- und Abfahrten, die Wartezeiten beim Arzt auch berechnen müssten, um einen ehrlichen Vergleich zu haben.

2. Wenn Sie keinen Garten haben, dann empfehle ich, die Lebensmittel von einer gewissenhaften Bäuerin anbauen zu lassen. Sie wird es mit Freude tun. Man kann doch im zeitigen Frühjahr das Gemüse und Salat in Auftrag geben und ab und zu zur Erntezeit abholen. Ich mache es seit Jahren so und das funktioniert tadellos.

Ich zahle freiwillig das Doppelte vom Supermarktpreis und habe die dreifache Freude. Dazu muss ich sagen, dass der Supermarktpreis eh nicht realistisch ist. Er kam ja nur zustande, weil alles künstlich und gesundheitsverachtend angebaut wurde.

Ich würde vorschlagen, dass sich möglichst viele Gleichgesinnte an die ortsansässigen Bäuerinnen wenden. Diese würden ein respektables Einkommen erzielen und der Kunde würde gesünder leben und trotzdem sparen, weil viele Medikamentenkäufe entfielen.

Es wäre beiden gedient. Natürlich ist die Ware vom Öko-Bauer nicht so bunt und fleckenfrei wie im Supermarkt. Ein Hagelschlag hinterlässt nun mal ein Loch. Und ein Insektenstich im Apfel ebenfalls. Das ist Natur.

Aber der Mensch braucht tadellos aussehende Ware. Wie im Bilderbuch.

Das einzige was anschließend nicht mehr tadellos intakt ist, ist der Mensch selbst – der diese Nahrung gegessen hat.

Diese wertlosen Lebensmittel erzeugen Übersäuerung. Übersäuerung ist die Grundlage für die Immunschwäche. So bleibt uns nur die Einsicht, dass wir biologisch angebaute pflanzliche Nahrung zu uns nehmen müssen.

3. Der dritte Weg ist der Weg der Nahrungsergänzung. Wenn man jetzt eingesehen hat, wo die Fehler liegen, kann man aber gar nicht schnell genug entsäuern. Man kann und soll ja nicht mehr als essen.

Folglich ist man als Notmaßnahme auf sogenannte Nahrungsmittelergänzungen angewiesen. In der ersten Zeit der Akuterkrankung habe ich auch ca. 2 Jahre lang nicht nur die Vitamine A, D + E und Selen genommen, sondern auch Nahrungsmittelergänzungen von Dr. Matthias Rath. Ein deutscher Arzt, der in Amerika bei dem Medizin-Nobelpreisträger Linus Pauling arbeitete und die Idee mit nach Europa brachte.

Diese Nahrungsmittelergänzungspillen enthalten etliche Mineralien, die dann die Übersäuerung helfen auszugleichen.

Es ist zwar auch teilweise künstlich zugeführtes Mineral, aber als Nothilfe in den ersten beiden Jahren trotzdem absolut sinnvoll.

Sinnvoll deshalb, weil man ja gar nicht so schnell dem Körper Base zuführen kann. Es soll also hier nicht der Eindruck entstehen, dass die Pharmazie und Chemie grundsätzlich zum Teufel geschickt werden soll.

Aber es darf nicht der Alltag sein, sonst wird das biologische System des Körpers nicht mehr mit dieser Belastung fertig.

Die empfohlenen Nahrungsmittelergänzungen gibt es in den unterschiedlichsten Zusammensetzungen.

Anhand der eigenen Mineralanalyse ist es dann recht einfach, die richtige Mineralstoffauffüllung zu wählen.

Das Auffüllen des Mineralhaushaltes ist gleichzeitig ein Abbauen der Übersäuerung.

Weil die Mineralien eben Basen sind.

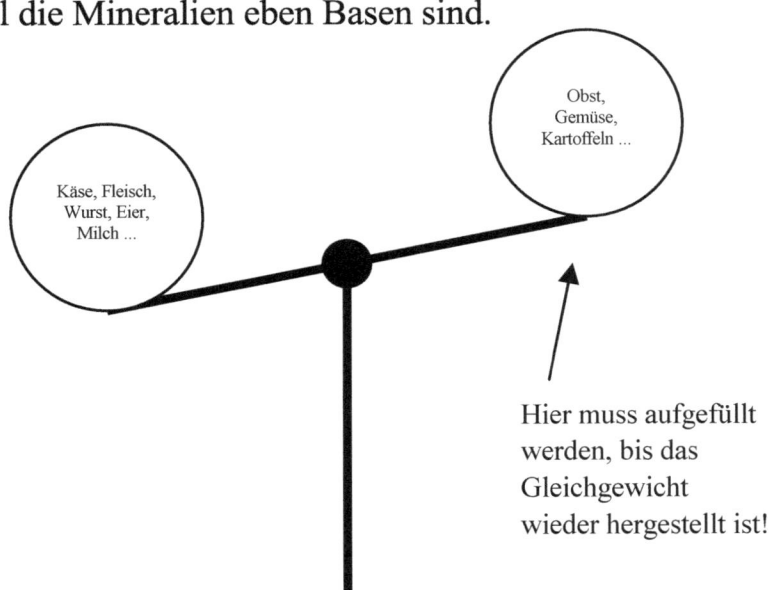

Säure-Basen-Haushalt muss im Gleichgewicht sein!

BSE und KREBS

Die neueste Seuche namens BSE zeigt ja auch, dass eine Tiermehl-Verfütterung nicht biologisch ist.

Ein Rind ist von Natur aus ein Pflanzenfresser. Der Mensch hat dem Rind aber tierisches Eiweiß verfüttert und geglaubt, das sei ohne Folgen. In diesem Fall wehrt sich der Körper des Rindes genauso wie der menschliche Körper gegen das viele Eiweiß. Beim Menschen ist die Folge Krebs.

Die Gelehrten, oder soll ich besser Geleerten schreiben, wollen uns mit aller Macht das Eiweiß einschütten. Siehe die Länge des Supermarktregals mit Milch, Käse, Jogurt, Fleisch, Wurst einmal an.

Es ist heute mindestens 5 x so groß wie noch vor 15 Jahren. Folglich wird auch 5 x soviel verhältnismäßig gegessen. Aber unser Körper macht es nicht mit, genau wie beim Rind.

Entartete Zellen ist das Resultat.

BSE wird nur deshalb nicht so oft festgestellt, weil das Vieh vorher geschlachtet wird.

Krebs und BSE brauchen eine gewisse Entwicklungszeit.

Die Krönung der Unintelligenz unserer Abfallwirtschaftsbehörden ist doch allen Ernstes die Tatsache, dass Klärschlamm, der mit Milliardenaufwand herausgefiltert wurde aus unserer Abwasserbrühe, doch tatsächlich als Dünger wieder verkauft wurde.

Mit allen Schwermetallen wieder aufs Feld in den Kreislauf zurückgebracht wird.

Als ich das im Radio hörte, dachte ich wirklich, ich hätte mich verhört. Das kann doch nicht wahr sein. Amt für Abfallwirtschaft + Entsorgung bringt teuer entsorgtes Material wieder in den Kreislauf - gegen Geld!!!

Wo ist denn unser Staatsanwalt?

Wo ist denn unsere Gesundheitsbehörde, wo sind denn die Kläger?

Gesundheitsbehörde klagt wohl nicht gegen solche Verbrecher?

Die chronisch Kranken haben eben keine Lobby. Weder beim Arzt, noch bei der Krankenkasse, noch beim Staat.

Tiermehl verfüttern – ich habe nicht gelesen, dass irgendein Verantwortlicher eingesperrt worden wäre. Es wurde nicht einmal Klage erhoben.

Klärschlamm - pure Gifte werden ungestraft in Mengen auf die Felder gekippt und was ist mit dem Grundwasser?

Wieso klären wir dann überhaupt, wenn die Gifte wieder zurückgeschickt werden in den Kreislauf?

All dies wird genau von denjenigen gegen Geld gemacht, die uns kleinen Bürgern saftige Strafen für Bagatelle-Vergehen aufbrummen eben Müll – Altauto – Altölbereich – etc.

Und selbst tun sie, als ob ihre Verbrechen gar keine wären, weil sie gedeckt werden von verantwortungslosen Vorgesetzten.

Was ist eigentlich Krebs?

Strahlung

erzeugt Zellkernerregung

Übersäuerung

Durch zuviel tierisches Eiweiß + zuwenig Pflanzen

Immunschwäche

Durch Allergien, Gifte, Entündungsstoffwechsel

Ist Krebs erblich?

Ich werde immer wieder gefragt, was ich von der Theorie halte, dass Krebs erblich bedingt sei, also genbedingt.

Nachdem diese Krankheit ja eigentlich wie eine Mode aufkam mit dem vermeintlichen Aufschwung in unsere Gesellschaft neige ich eher dazu, dies zu verneinen. Obwohl mein Vater ja auch Krebs hatte, müsste ich eher an erbliche Zusammenhänge denken. Aber ich nehme eher an, dass der Kochtopf vererbt wird. Ich meine damit nur, dass man gewisse Dinge wie die Essensart, die Tageseinteilung, der Lebensrhythmus einfach unbewusst übernimmt. Auch das Eiweißessen ohne darüber nachzudenken. Außerdem wohnt man in den gleichen Strahlen. Eher ist die Allergieanfälligkeit vielleicht erblich begründet. Insgesamt muss jedenfalls eine Immunschwächung entstehen. Diese wird sich wenn überhaupt erblich bedeutsam, erst in den nächsten Generationen einstellen. Ich bleibe auch in diesem Zusammenhang dabei, dass die 3 beschriebenen Komponenten

Immunschwächung	durch Allergien und/oder baubiologische Fehler, Antibiotika
+ Zellkernerregung	durch Strahlung
+ Übersäuerung	durch zuviel Säure und zuwenig Base
------------------------	zusammen
KREBS	ergeben.

Wobei die Sache anders aussieht, wie in meinem Fall, wenn die Mutter bereits während der Schwangerschaft Krebs hat. Dann wird ja das Kind in dem Krebsmilieu des Blutes und Gewebes entwickelt. Dann hat das Kind natürlich eine hohe Belastung, nicht von den Genen, sondern vom Mineralmangel + Vitaminmangel, Schwermetallbelastung, etc. her. Diese Kinder haben dann natürlich eine denkbar schlechte Ausgangsposition. Aber der Mensch regeneriert auch schnell. Auch ein Baby oder Kleinkind kommt von dieser Belastung weg, wenn die richtigen Mineralien, Vitamine etc. gegeben werden. Man muss nur exakt untersuchen und die entsprechenden Fehlmengen auffüllen. Und man muss genau beobachten. Mein Sohn hatte erhebliche Probleme im 1. Halbjahr seines Lebens. Da haben wir gepowert mit Aufbaunahrung. Darum hat er sich ganz toll entwickelt und keinerlei Sorgen mehr bis zum Wachstumsprozess. Da habe ich gemerkt, dass er so antriebslos wurde. Vorher war er ein Lausbub wie im Bilderbuch. Immer aktiv und immer fröhlich. Aber ich merkte, dass er sich schwer tat. Das fing mit der Schule an. Null Bock, so in etwa. Nur noch das Allernötigste. Das war nicht seine Art. Dann kam der Tag, als er über Lymphschmerzen klagte.

Da ging mir ein Licht auf!

Das können nur Lymphstauungen sein, so wie bei mir unter den Achseln. Jetzt aber sofort zum Heilpraktiker, war mein Gedanke. Also musste er die Lymphtätigkeit wieder in Gang bringen.

Mein Sohn hatte immer wieder Entzündungen, Erkältungen etc. Folglich war jetzt durch das Wachsen seine Immunabwehr auch bereits überlastet.

Wir haben dann gemeinsam eine Aufbaukur gemacht. Zusätzlich eine Kneipp-Kur, was ihm gut tat, und viel basisches Essen.

Das ist jetzt schon wieder zwei Jahre her und er erfreut sich bester Gesundheit. Die Schule macht wieder Spaß. Von Null Bock ist auch keine Rede mehr. Und dieser Zusammenhang zeigt mir aber auch, dass wahrscheinlich **viele unserer Jugendlichen, die Null Bock auf gar nichts haben, lediglich immungeschwächt sind!!!**

Immungeschwächt durch zuviel tierisches Eiweiß, das die Energieleitfähigkeit vermindert – und zuwenig pflanzliche Nahrung.

Das Schlimme ist ja dann, dass diese Jugendlichen nicht erfahren, woran es liegt. Folglich wird diese Immunschwäche nicht bekämpft. Dann nimmt das Schicksal seinen Lauf.

Eines Tages ist es dann eben Krebs, Aids oder eine andere schreckliche Krankheit.

Im Anfangsstadium ist das alles auch noch keine Kostenfrage. Aber wer wartet, bis die Krankheit ganz deutlich zu Tage tritt, für den wird es eine Kostenfrage.

Und mit ihm auch für den gesamten Krankenkassenapparat.

Wie kann man Krebs wirkungsvoll bekämpfen?

Man kann ihn systematisch bekämpfen. Jedoch muss ich dazu sagen, dass man einfach die Zeit dazu noch braucht. Diese Zeit ist leider nicht jedem Menschen gegönnt. Buchstäblich zu spät gekommen, das ist leider nicht selten. Aber, man kann vorher schon manches an sich beobachten. Dann sollte man vorgewarnt sein.

Die übliche Krebsuntersuchung hatte ich ja erst wenige Wochen vorher machen lassen, mit dem Ergebnis, dass alles in Ordnung sei.

In Wirklichkeit war der Tumor schon über 4 cm im Durchmesser, das entspricht mindestens 1 Milliarde entarteter Zellen.

Die normale ärztliche Krebsuntersuchung hilft da leider nicht.

Wenn ich wirklich wissen will, wie es um mich steht, brauche ich andere Ergebnisse. Erste ernste Anzeichen sind ständig wiederkehrende Lymphschmerzen in den Achselhöhlen, Wurm-fortsatz, Mandeln, Hoden, Leisten, etc.

Das sind Stauungen in dem Lymphkreislauf und sichere Zeichen, dass das Immunsystem Probleme hat mit all dem Entgiften + Entsorgen dieses Mülles. Es ist wirklich wie beim Müll. Natürlich ist es in diesem Fall nicht Müll sondern Gifte, Allergene, Pilze, Schwermetalle, etc.

Damit wird das Immunsystem nicht richtig fertig. Die Entgiftung in Leber und Niere ist überlastet. Deshalb staut sich so manches zurück.

Wenn Sie häufig Lymphstauungen haben, sofort ein ordentliches Entgiftungsprogramm mit Tees und Lymphtropfen vom Heilpraktiker machen, damit sich Ihr Immunsystem wieder erholen kann und das Blut entlastet wird.

Dies ist der aller erste Schritt: ENTGIFTEN und ENTSÄUERN!

Das Entsäuern kommt fast dem Entziehen der Nahrung des Krebses gleich.

Wir erinnern uns, dass ich geschrieben habe:

In einem basischen Körper wächst kein Krebs!

Das Entsäuern mit Tees, Mineralpulver als Basenspender und pflanzlicher Nahrung bringt einen entsprechenden Schub. Lassen Sie sich ein Programm von Ihrem Heilpraktiker zusammenstellen – das ist nicht teuer und hilft enorm.

Zusätzlich sollte man möglichst lange Zeit, also mindestens vier Monate ausschließlich von Pflanzen leben und tierische Produkte möglichst ganz meiden. Nicht für immer!

Nur um in dieser Akutsituation dem Krebs die Nahrung wegzunehmen.

Außerdem sollte man zusätzlich basisch baden mit Basenpulver oder Natron. Um durch die Poren der Haut die wesentliche Säure **schneller** loszuwerden.

Eine Dusche kann diesen Dienst nicht leisten, weil die Base nicht in die Poren eindringen kann. Die Poren können zwar auch mit sehr warmen Wasser geöffnet werden, jedoch ist das Duschwasser nicht basisch und kann die Säure nicht ausgleichen.

Früher hatte man die gute alte Badewanne und hat damit unbewusst entsäuert. Heute spart der Mensch diesen 1 m² an Baderaum (siehe Großstadtwohnungen). Wo es schick ist, nur eine tolle Dusche zu haben. Hinzu kommt, dass duschen schneller geht. Dass damit auch der Weg zur Krankheit schneller geht, ist dieser neuen Modegesellschaft nicht bewusst.

Jeder Kurort nennt sich Bad..., das kommt nicht von ungefähr. Das Baden war Gesundung. Da hat sich nichts geändert.

Nur der Mensch ändert laufend alle nützlichen und wertvollen Dinge in angeblich zeit- und kostensparenden Dinge um.

Er denkt nur noch in DM oder EURO, aber er denkt nicht an die negativen Folgen seiner Änderungen.

Kostensparend ist das Duschen auf gar keinen Fall, da wieder einmal die Arzt- und Krankheitskosten völlig außer acht gelassen werden...

eine Milchmädchenrechnung...

Also richtig ausgiebig baden, nicht zu warm, nur so warm, wie sie es wirklich gut ertragen können. Mit Basenpulver werden sie die Säure wesentlich schneller los.

Wenn ich jetzt schneller geschrieben habe, so ist das ein wichtiger Fakt, den niemand unterschätzen sollte.

Die Entsäuerung ist ein Viertel des Weges. Zeitgleich würde ich eine Mineralhaushaltanalyse der Haare machen lassen.

Denn darin würden Sie sehen, wo es überhaupt fehlt. Oder was viel zu viel im Körper ist. Das gibt es auch und ist genauso schädlich. Alle fehlenden Mineralien als Nahrungsergänzung dem Körper zuführen, damit der Stoffwechsel wieder ins Gleichgewicht kommt.

Der Vitaminbedarf eines Krebskranken ist weitaus größer als eines gesunden Menschen. Selbst relativ kleine Krebsgift-mengen erhöhen die Entgiftungsarbeit der Leber und damit den Vitaminbedarf.

Man sollte Vitamin A-Mulsin-Hochkonzentrat von Wobe-Mugos in Geretsried bei München 10 Tage lang langsam steigend nehmen, um die Abwehr zu stärken.

Vitamin C mindestens 2 Gramm täglich, möglichst in Form von frische, rotem Paprika, Zitrone, etc., nicht mit Brause oder Tabletten. Schwarze Johannisbeeren, grünes Gemüse und grüner Salat sind ebenfalls gute Vitamin-C-Lieferanten.

Der Krebskranke hat einen Vitamin C-Mangel wie der Skorbut-Kranke, das müssen Sie dringend berücksichtigen.

Vitamin E wird zur Senkung des Cholesterinspiegels und der Verbesserung des Sauerstoffangebotes in erhöhtem Maße gebraucht.

Magnesium stärkt die Heilungsvorgänge und die Krebsabwehr.

Deshalb essen Sie möglichst viel Wirsing, Spinat, Kopfsalat, Gurken, Vollkornprodukte. Dies allein reicht sicher nicht. Aber es ist eine gesunde Grundlage und braucht aber noch zusätzlich Nahrungsergänzung Magnesium.

Ebenso empfehle ich dringend einen Allergietest. Aber nicht den Pflastertest beim Hautarzt. Der bringt nach meiner Erfahrung gar nichts, überhaupt nichts als falsche Sicherheit.

Ich habe einen Bluttest machen lassen bei Orgavit und die Ergebnisse waren zutreffend. Die Haut reagiert nicht so wie der Körper bzw. das Blut innen drin.

Man kann ja die Ergebnisse des Bluttestes selber überprüfen mit Hilfe des beschriebenen Puls-Testes vor Dr. Arthur F. Coca.

Wenn nun erhebliche Allergien vorliegen, so muss selbstverständlich jede Allergie bekämpft werden, bis sie absolut nicht mehr vorhanden ist. Denn das muss Ihnen, liebe Leser jetzt klar sein, dass Allergien das Immunsystem auf Dauer zerstören.

Ich gehe ja sogar so weit, dass Allergien gar das Grundübel dieser Krankheit sind. Wer ein gutes Immunsystem hat, der kann allerhand sündigen. Ich denke an so viele Säufer oder Raucher, manche rauchen und trinken unglaublich und werden eben nicht ernsthaft krank. Das zeigt doch wie unterschiedlich stark das Immunsystem sein kann.

Mein Rat kann nur lauten:

Alle Allergien bekämpfen bis zum Verschwinden!

Wenn Sie nun bei einem Heilpraktiker diese Programme machen, dann sollten Sie ihn bitten, Ihr Blut im Dunkelfeldmikroskop zu untersuchen auf Pilze und Verklebung (Cholesterin etc.)

In fast allen Fällen wird das Blut ernsthaft verklebt sein, weil durch die Immunschwäche die Leber permanent überlastet ist.

Übrigens sind die Leberwerte dann automatisch hoch und haben absolut nichts mit Alkoholtrinken und dergleichen zu tun.

Ich trank keinen Tropfen und hatte trotzdem einen hohen Gamma-GT-Wert.

Später erklärte man mir, dass das vollkommen normal ist bei Krebs und eigentlich nur die Folge von der Immunschwäche + Leberüberlastung. Der Arzt jedenfalls tat so, als ob er sich das nicht vorstellen könnte. Aber dieses Kapitel war sicher nicht in seiner Ausbildung. Deshalb sehen wir den Ärzten diese Löcher in der Ausbildung nach.

Zurück zu unserer Krebsbekämpfung:

Wenn Sie diese Punkte verstanden haben, dann ist es Ihnen auch logisch, dass wir jetzt gut die Hälfte der Wegstrecke zur Gesundheit erreicht haben. Dieses Programm bis hierher kann man in ca. 6 Wochen erledigt haben. In dieser Zeit hat sich ihr Befinden schon wesentlich gebessert.

Allerdings müssen Sie am Ball bleiben. Es gilt nämlich jetzt, auch weitere Immunschwächeverursacher ausfindig zu machen.

So ist es leider nicht selten, dass der Körper immense Gifte aufnimmt und in sich trägt. Diese Gifte wie Amalgam, Blei, Arsen, etc. beschäftigen dann aber trotzdem noch ständig das Immunsystem. Das darf aber auch nicht sein, sonst kommen Sie nie wieder zur Gesundheit. Wie man das im jeweiligen Fall am Besten entgiftet, müssen Sie Ihren Heilpraktiker fragen. Da gibt es verschiedene Wege, genauso wie es verschiedene Gifte gibt.

Und wenn ich gerade so von Giften schreibe, so gibt es auch sehr viel Gift in den Zahnwurzeln, Kieferhöhlen, etc.

Ich hatte mehrere sogenannte tote Zähne, die also an der Wurzel abgestorben waren. Die tun überhaupt nicht weh, aber sie produzieren Gift. Der Zahnarzt nennt es Leichengift. Der Ausdruck lässt ja tief blicken.

Alle toten Zähne müssen raus, ohne wenn und aber. Die Kieferhöhle muss entzündungsfrei sein.

Das Schlimmste an dieser Sache ist ja die Tatsache, dass man langjährige Entzündungen nicht mehr empfindet. Mit der Zeit wird der Schmerz nicht mehr als Schmerz empfunden.

Deshalb gibt es nur einen Rat: Zum Zahnarzt gehen und ein Röntgenbild des kompletten Gebisses machen lassen. Dann sieht man, ob und wo die Immunschwächer sitzen!

Das Röntgenbild selbst ist sicher eine Strahlenbelastung, aber im Gegensatz zu anderen unnötigen Röntgenbildern unabdingbar – weil der Nutzen des Immunsystems bei erfolgreicher Sanierung ungleich größer ist, als der Schaden der Strahlenbelastung.

Ich habe in einer Studie gelesen, dass 93 % aller Krebskranken erhebliche Zahn- und Kieferherde hatten. Herde sind ewige Schwachstellen und Immunsystemzerstörer.

Nachdem wir nun eine gewaltige Sanierung des Körpergleichgewichtes erreicht haben, bleibt noch die unbedingte Darmsanierung. Nicht weil Sie vielleicht Durchfall oder Verstopfung haben, sondern weil in den Darmzotten die Bildung der Makrophagen behindert ist, durch Ablagerungen.

Diese Makrophagen sind die eigentliche Feuerwehr, diese hinreichend beschriebene Immunabwehr.

Diese Abwehr brauchen Sie dringender als Brot.

Sie wird in den Darmausbuchtungen (Zotten) gebildet. Deshalb kann ich nur appellieren, machen Sie eine mindestens 6-tägige Hydro-Colon-Therapie mit mindestens täglich 20-minütiger Darmmassage.

Damit die Verhärtungen auch wirklich den Darm verlassen. Das ist äußerst wichtig. Nur die Spülungen alleine bringen nichts.

Lesen Sie dazu das Buch „Der Darm" von Ralf Zarbock (siehe Literaturempfehlungen).

Arzt oder Heilpraktiker?

Nachdem ich mich nun seit 20 Jahren mit diesem Thema befasse, muss ich folgendes unterscheiden:

Ärzte sind hervorragende Helfer in Akutsituationen. Wenn wir uns so manches Unfallopfer ansehen, so muss man neidlos anerkennen, dass häufig kleine Wunder vollbracht werden. Nicht nur durch Chirurgen, auch im inneren Bereich und nicht zu vergessen am Kopf. Fürchterliche Verletzungen werden oft wieder absolut gut. Und dies nur durch die Leistung der Ärzte und Pfleger, Schwestern, etc.

Anders sieht die Sache allerdings im chronischen Bereich aus. Die chronisch Kranken sind die Lieblingskinder der Ärzte, weil diese die Kasse füllen. Allerdings wird die echte erforderliche Behandlung der chronische Kranken auch extrem erschwert, da jeder Mensch eine eigene Lebensweise hat. Der Arzt hat nicht die Zeit, alle Zusammenhänge zu erforschen und außerdem sind die Patienten nicht ehrlich, wenn es um ihre ausufernden Laster geht.

Wir verändern unsere Lebensgewohnheiten, unsere chemische Zusammensetzung dermaßen schnell, dass keine allgemein-gültige Therapie mehr möglich ist. Das erinnert mich an Doping und Dopingaufspüren. Kaum haben die Prüfer eine neue Prüfungsmöglichkeit gefunden, schon haben die Doping-nehmenden ein neues Mittel.

Eine ewige Hetzjagd, die im Grunde genommen, nicht zu beenden ist.

Wenn ich jetzt über Krebs und seine Bekämpfung schreibe, muss ich aus meiner Erfahrung heraus feststellen, dass selbst sogenannte Spezialisten nur herumdoktern ohne das Ziel zu erreichen.

Zugute halten muss ich den Ärzten aber, dass natürlich die Marktwirtschaft sie zu einem Abfertigungstempo zwingt, das einem so komplexen Thema wie Krebs keine Chance lässt. Im Gegensatz dazu, hat der Heilpraktiker eine ganz andere Ausbildung und Weltanschauung. Da wird nach meiner Erfahrung noch Zeit investiert um Zusammenhänge zu erkennen. Da wird auch noch der psychische Zustand ausgehorcht und berücksichtigt.

Der Heilpraktiker sucht die Ursache, er gibt nichts gegen Schmerzen. In der Hoffnung, dass die Chemie die schon abtötet. Nein, er gibt etwas, das die Ursache bekämpft. Langsamer wie des Arztes Chemie, aber längerfristig endgültig die Ursache vernichtend.

Der Heilpraktiker ist einfach für chronische Krankheiten besser ausgebildet. Letzten Endes ist der Heilpraktiker auch der billigere Helfer. Man muss ihn zwar bezahlen, aber wenn Sie die Ausfallzeiten beim Arzt berechnen, dann ist der Heilpraktiker auch ohne Krankenkasse der weitaus günstigere. Dieser Vergleich gilt jedoch nur für Berufstätige, die durch die endlose Wartezimmerzeit viel Einkommen verlieren.

Bei Schülern und Rentnern sieht die Rechnung anders aus. Überhaupt ist die Zweiklassengesellschaft, die in der Zeitung beschrieben wird als Zukunftsszenario, längst Realität. Wer wirklich kein Geld hat, der tut sich natürlich schwer mit meinen Empfehlungen.. Weil er bestenfalls einen Teil bestreiten kann.. Das ist mir völlig klar. Die billigere Variante ist der Arzt, bzw. die Krankenkasse. Aber dort hat der chronisch Kranke keine Lobby.

Mein Fazit lautet folglich für den Krebskranken kommt nur der Heilpraktiker in Frage.

Der beste Doktor ist der Körper selbst. Er regeneriert sich auch wieder. Vorausgesetzt, Sie geben Ihrem Körper, was er braucht.

Den Weg habe ich hier mit logischen Begründungen aufgezeigt.

Tun müssen Sie es natürlich selbst.

Ich wünsche Ihnen, dass Sie sich in Kürze einer genauso guten Gesundheit erfreuen wie ich.

Herzlichst

Liesl Tronecker

LITERATUREMPFEHLUNGEN

Titel und Autor	**Erhältlich im**
1. **Der Darm** von Ralf Zarbock	Ralf Zarbock-Verlag Kneippstr. 12 D-86825 Bad Wörishofen
2. **Unheilbare Krankheiten – Im Spannungsfeld zwischen Schulmedizin und Naturheilkunde** von Dr. Gerhard Orth	Waldthausen-Verlag
3. **Krebs und seine biologische Bekämpfung** von Prof. Dr. Otto Englisch	Simon-Verlag
4. **Schachmatt den Allergien** von Ralf Moll	Schnitzer-Verlag
5. **Vitamine, Mineralstoffe, Enzyme + Co** von Be Mäder	Knaur-Verlag
6. **Rette dein Immunsystem** Dr. Klaus Hoffmann	Flamingo-Verlag
7. **Orthomolekulartherapie in der Praxis** von E. Blaurock-Büsch	Natura-Med-Verlag
8. **Fit durch Mineralien und Spurenelemente** von Klaus Oberbeil	Südwest-Verlag
9. **Wir Selbstmörder des 20. Jahrhunderts** von Georg Otto	Eurika-Verlag
10. **Der Puls-Test** von Dr. Arthur Coca	Hyperion-Verlag
11. **Heilung ist möglich** von Fr. Dr. Hulda Clark	Knaur-Verlag

Notizen: